心脏康复系列丛书

心脏病患者健康手册

如何避免损害心脏健康的不良行为
倡导健康生活方式，为心脏健康护航

主　编　［意］法比奥·贝洛托（Fabio Bellotto）　耿庆山
副主编　马　欢　李景君

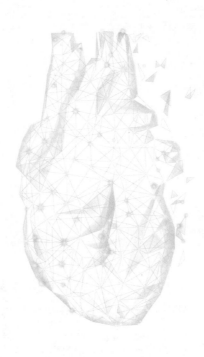

SPM
南方传媒
广东科技出版社
全国优秀出版社
· 广 州 ·

图书在版编目（CIP）数据

心脏病患者健康手册 /（意）法比奥·贝洛托（Fabio Bellotto），耿庆山主编. —广州：广东科技出版社，2024.4

（心脏康复系列丛书）

ISBN 978-7-5359-8076-2

Ⅰ.①心… Ⅱ.①法… ②耿… Ⅲ.①心脏病—护理学—手册 Ⅳ.①R473.54-62

中国国家版本馆CIP数据核字（2024）第023024号

心脏病患者健康手册

Xinzangbing Huanzhe Jiankang Shouce

出 版 人：严奉强

责任编辑：邹　荣

封面设计：刘　萌

插　　图：罗　莉　彭春霞

责任校对：李云柯　杨　乐

责任印制：彭海波

出版发行：广东科技出版社

　　　　　（广州市环市东路水荫路11号　邮政编码：510075）

销售热线：020-37607413

https://www.gdstp.com.cn

E-mail：gdkjbw@nfcb.com.cn

经　　销：广东新华发行集团股份有限公司

排　　版：创溢文化

印　　刷：广州市东盛彩印有限公司

　　　　　（广州市新塘镇太平洋工业区太平洋十路2号　邮政编码：510700）

规　　格：787 mm×1 092 mm　1/16　印张7.25　字数145千

版　　次：2024年4月第1版

　　　　　2024年4月第1次印刷

定　　价：69.80元

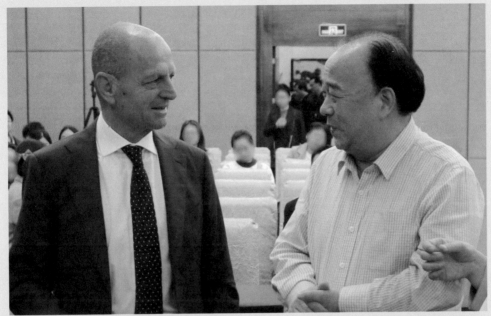

▲ 本书作者美国心脏病学会院士法比奥·贝洛托教授（Dr. Fabio Bellotto M.D. FACC，左），中国老年医学学会副会长/中国康复医学会心血管康复专业委员会副主任委员耿庆山教授（右）积极促进国际心脏康复事业发展。

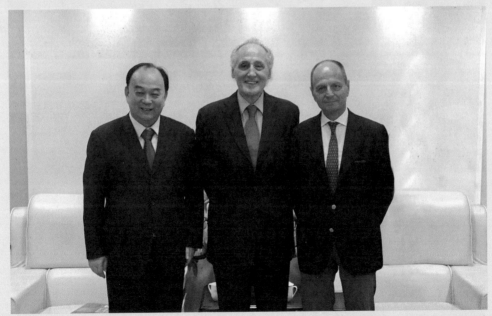

▲ 意大利心血管研究协会（SIRC）荣誉主席、罗马医科大学医院心脏中心院长、长城心脏病学大会（GW–ICC）联合创始主席、本书序者Prof. Germano Di Sciascio与本书作者Dr. Fabio Bellotto M.D. FACC、耿庆山教授共同促进国际心脏康复事业发展。

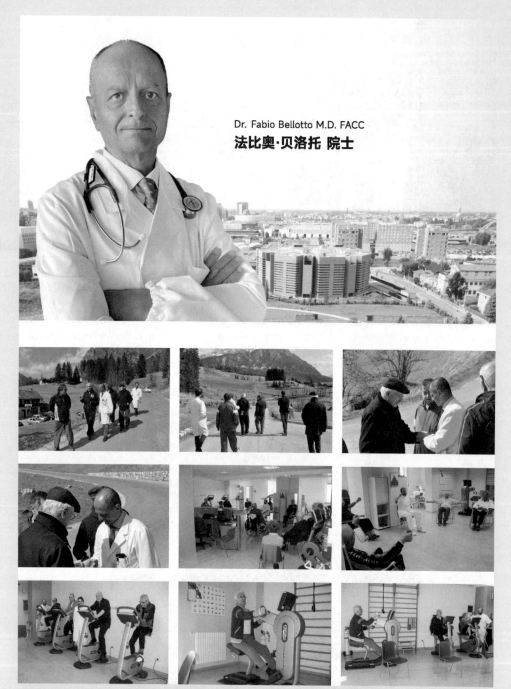

Dr. Fabio Bellotto M.D. FACC

法比奥·贝洛托 院士

▲Dr. Fabio Bellotto M.D. FACC法比奥·贝洛托院士主管意大利知名的康复转诊中心 Codivilla–Putti，开展心脏康复实践。

《心脏病患者健康手册》
编委会

主　编　法比奥·贝洛托（Fabio Bellotto）　耿庆山

副主编　马　欢　李景君

编　委　白冰清　陈思敏　李　梅　李明敏　李永春

　　　　廖映雪　刘安邦　刘凤瑶　刘全俊　刘于庭

　　　　谭淑媛　王皓辰　王　雨　吴　超　许明煜

　　　　曾　庆　张国林　周浩锋

胡大一 序

　　心脏康复是一种心脏疾病全程管理的医疗服务，是以患者为中心创建的集评估、干预、再评估于一体的疾病管理模式。其内容覆盖Ⅰ期、Ⅱ期和Ⅲ期康复，Ⅰ期康复是院内康复，Ⅱ期康复是出院早期的门诊康复，Ⅲ期康复是预防疾病复发的居家康复。干预手段包括药物、运动、营养、社会心理、行为干预等。我们在推动心脏康复的过程中，要树立大康复和大健康的理念，搭建我国心血管疾病一级预防、二级预防和老年医养的大平台，彻底改变医疗服务被动和碎片化、断裂化的现状，构建完整的医疗服务链。

　　最近10年，我国心脏康复得到快速发展，目前全国已获得CDQI*国家标准化心脏康复中心认证的医院有将近300家，并有1 300余家医院已申请CDQI国家标准化心脏康复中心认证，这意味着在未来1～2年，我国心脏康复中心的数量将增加千余家。在我国心脏康复得到快速发展的今天，心脏康复的质量控制至关重要，培训的需求巨大且紧迫。运动处方是心脏康复质控管理的重要一环，但却是临床心血管医生最生疏的领域。近两年我走访了全国很多家心脏康复中心，在考察中发现，心血管疾病的运动康复缺少质量控制，患者依从性很差，运动处方无法达到心脏康复的治疗要求。只有使心脏康复的专业人员接受运动生理学、运动训练学、运动心理学、运动心脏病学等学科的系

---

* CDQI（Cardiovascular Disease Quality Initiative）：全国心血管疾病管理能力评估与提升工程。

统培训，积极培养高水平心脏康复专业治疗师，才能提升我国心脏康复的整体质量。本丛书涵盖心脏康复的大部分内容，包括心肺运动试验、运动处方、心理处方、营养处方的制订和患者的健康教育等，不失为心脏康复从业者的一套重要参考书籍。

做好心血管疾病的预防和康复功在当代，利泽千秋，但不可急功近利。发展我国的心血管疾病预防和康复事业，需要理想，需要精神，需要付出。我们这一代心脏康复人，将通过自己的奉献与奋斗，为我国心血管疾病的预防和康复事业打好坚实基础。

胡大一

2023年5月

迪夏希奥 序

《心脏病患者健康手册》一书出版，由我写序，倍感荣幸。

作者法比奥·贝洛托教授与我多年来多次在中国促进国际医学界学术交流，本次与中国广东医学团队合著此书，将有利于更好地开展卓有成效的合作和学术交流。

法比奥·贝洛托教授是著名的临床心脏病学专家。我们在帕多瓦大学（位于意大利的世界上最古老的医学院）读书时就成了朋友，他在欧洲、美国著名的心脏医疗中心完成了研究生学习，并成为国际心脏康复领域的领导者，主管意大利知名的康复转诊中心Codivilla-Putti，为发展当代心脏康复模式作出了卓越贡献。

法比奥·贝洛托教授在担任SMI瑞士领誉医疗心脏康复首席专家后，积极促进欧洲与中国在心脏康复领域的国际交流与合作，秉承欧洲私人医生的服务理念，帮助更多的心脏疾病患者。本书汇集了法比奥·贝洛托教授和中国医学界在心脏康复领域的卓越经验：阐释了避免损害心脏的正确生活方式，提示了心脏康复的最佳时机，全面介绍心脏的运作方式和心脏发生动脉粥样硬化病变的成因。此外，本书还特别提出了适合心血管病患者的运动、饮食、戒烟方案和营养医学建议、性生活建议等，这是我们在日常生活中都可以做到的生活方式医学，甚至还有时常被忽视的问题。

本次出版更重要的意义在于，中国医生特别是我们非常熟悉的广东省人民医院团队，开创性地将中医学、心理学、更适合中国的营养医学等新的内容融入心脏康复领域，这将会更加贴合"健康中国"的需求。这一开创性的融合，源于我们都奉行的多学科整体医学理念，整体医学关注"身、心、灵"，旨在实现身体、心理和社交层面的治愈，而心脏康复的重要性不仅在于恢复身体健康，还要帮助患者提高生活质量，更好地享受生命。康复医学应用于急性和慢性心脏疾病，从急性心肌梗死到慢性心力衰竭，从先天性心脏病到瓣膜病，从器械植入到心脏移植，均可覆盖。我们共同努力，让这本书可以帮助到更多的患者和医务人员，我们将为此感到自豪。

我的老朋友胡大一教授也为此书写序。自1987年以来我们就开始合作，我们在1990年共同创办首届长城国际心脏病学会议（长城会），共同发起筹备世界心脏康复联盟。胡大一教授为心脏康复在中国的推动和发展付出了巨大的努力，他同样期望本书能够促进国际心脏康复医学的进步和发展。

Germano Di Sciascio，MD，FACC，FESC，FSCAI
格尔马诺·迪夏希奥教授，美国心脏病学院院士
Emeritus Professor of Cardiology
Campus Bio-Medico University of Rome
罗马医科大学医院心脏病学名誉教授

目 录

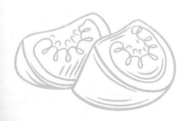

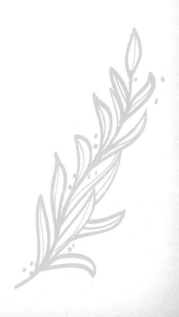

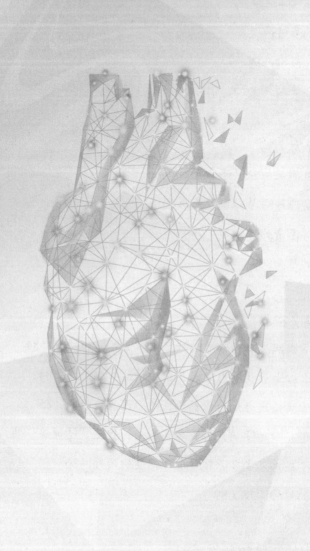

第一章

有问题的心脏

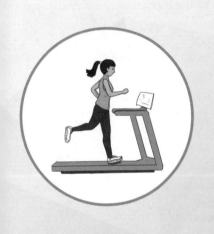

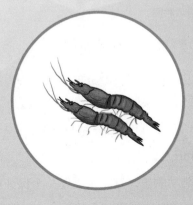

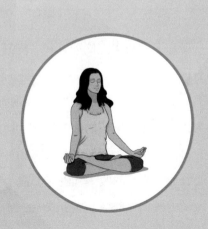

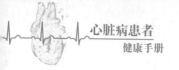

一、心脏

我们可以把心脏看作是一个肌肉泵。心脏收缩将血液泵出，通过动脉输送到身体的各个部位，同时把营养带到身体里的每一处，赋予人体生命。

心脏分为左右两部分，右侧（右心房和右心室）接纳全身各处组织和器官通过"静脉"回流的静脉血，并流向肺部，这些血液含氧量低且富含二氧化碳；左侧（左心房和左心室），接纳的肺静脉血富含氧气，泵出的动脉血将氧气输送至全身（图1.1）。

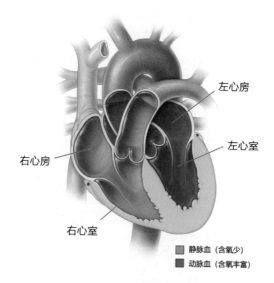

左心房

左心室

右心房

右心室

■ 静脉血（含氧少）
■ 动脉血（含氧丰富）

图1.1 心脏结构示意图

心脏左右两边（左侧动脉和右侧静脉）受到的压力是不同的，左侧承受的压力比右边更大。此外，在重量和厚度方面，右侧心脏也没有左侧心脏发育得好。在临床上，使用血压计测量获得的是动脉血压数值（血液对主动脉管壁的压力）。通常认为正常动脉血压值的收缩压或"血压高值"需低于135～140 mmHg（毫米汞柱），舒张压或"血压低值"低于80～90 mmHg。

心脏通过心室的收缩和舒张，成为一个跳动的泵，这个泵需要一个保证血液单向流动的阀门结构，也就是瓣膜。心脏有4个瓣膜，它们允许血液向前输送并无法反流（就像一扇单向门，可以打开以允许血液通过，但后方是关闭的，从而避免血液回流）：三尖瓣位于右心房（右心房是一个空腔，可接收血液）及右心室之间；二尖瓣位于左心房和左心室之间。在两个心室的出口处，右心室是肺动脉瓣，左心室是主动脉瓣（图1.2）。

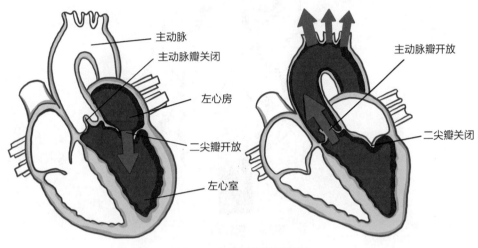

图1.2　心脏正常瓣膜机制

　　一套精密的血管系统保证了心脏自身的能量来源，这些血管就像是心脏戴着的一个"皇冠"，即所谓的冠状动脉（图1.3）。心脏的任务是维持全身血液和营养供应，但首先它必须保证自身的充足、持续供能，且心脏的自身血供与它所承担的工作强度相匹配。事实上，心脏的工作强度越大（例如在运动期间），它需要的氧气越多，冠状动脉内的血流量也会增加，冠状动脉血流量与每分钟的心率和血压的乘积（即率压积）成正比。

　　左右两条冠状动脉均起于主动脉根部，延伸于心脏表面，冠状动脉主干在短暂的延伸之后分成两根分支血管：左冠状动脉和右冠状动脉，其中左冠状动脉又分为前降支和回旋支。因此，冠状动脉有3个不同的主要分支：①右冠状动脉（RCA），延伸至心脏后方（室间）；②前降支（LAD），并延伸出对角支；③回旋支（LCX），边缘支从此开始。各冠状动脉分为更小的分支，称为心脏微循环，深入心脏肌肉，以滋养每个心肌细胞。

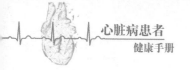
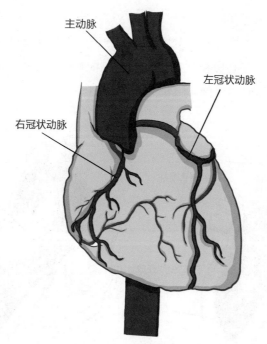

主动脉

左冠状动脉

右冠状动脉

图1.3　冠状动脉

直观地说，心脏所具备的功能是完美的，心肌收缩使血液流动，瓣膜装置保证血液在心脏腔内的前进（循环），冠状动脉可以在静息时或高强度的体力活动期间为整个身体提供正常的血液循环。

二、心脏是怎么生病的

心肌（心脏的肌肉）可能会由于病毒感染或自身免疫疾病或未知原因而导致心肌炎；心肌由于基因突变等可导致肥厚型心肌病；心肌由于室壁扩张膨胀而导致扩张型心肌病（图1.4）。更常见的是，由于动脉高压（肺动脉的压力过高）没有得到很好控制而导致的心脏厚度增加（肥大），即高血压性心脏病。心脏瓣膜本身也可能患病，风湿热、心肌梗死、老龄化等都可导致瓣膜狭窄或关闭不全，使血液在心脏腔内正常流动受限，即为瓣膜性心脏病。心脏表面的冠状动脉粥样硬化、狭窄可导致冠状动脉粥样硬化性心脏病（冠心病），这是最常见的心脏病之一。

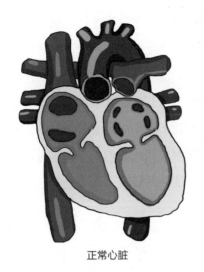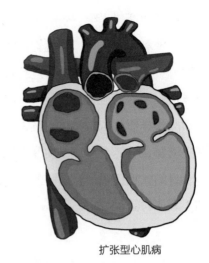

正常心脏　　　　　　　　　　　　　　　扩张型心肌病

图1.4　扩张型心肌病

在这些情况下，心脏将无法发挥足够的作用，无法确保血液在所有情况下都正常流动，如果缺乏及时有效的治疗，心脏将逐渐变成一个效率低下的泵，临床上称之为心力衰竭，简称心衰。心衰会使全身组织灌注不足，导致肺部淤血，进而产生气促症状，下肢腹部淤血产生下肢水肿、纳差等症状。幸运的是，上述提及的情况都有相应的治疗手段。

此外，健康和患病的心脏都可能会出现心脏跳动的节奏异常（心律失常）：包括心脏失去正常节律，跳动太快（称为心动过速），跳动太慢（称为心动过缓）；或只是房室的无节律的期外收缩（额外的搏动），如心房颤动，这种情况下的心脏节律绝对不整齐（搏动之间的间隔总有差异），会导致泵的整体功能轻微降低。在大多数情况下，心律失常并不危险，但它通常会引起人们焦虑，成为心脏咨询中最常见的问题之一。当然，心律失常也是心脏病的重要临床表现，因此出现症状的时候，寻求专家的帮助是绝对有必要的。

在极少数情况下，心律失常可能成为致命的因素，如心搏骤停或心室颤动。引起心律失常最常见的原因是心肌梗死，因此，识别急性心肌梗死的早期症状尤其重要，如救治不及时，会导致严重后果。

在科技高度发达的今天，最常见的心脏病是冠心病。富含钙的胆固醇沉积物和血管内的炎症细胞形成动脉粥样硬化斑块，斑块引起冠状动脉血管口径缩窄，

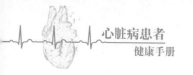

进而导致冠脉血流量下降。冠心病有不同的类型，总体分为急性冠脉综合征（不稳定型心绞痛和心肌梗死）和慢性冠脉综合征（稳定性冠心病），前者需要住院治疗，后者可通过心脏康复中心进行长期管理。冠心病患者的冠状动脉出现粥样硬化的斑块，全身的血管是类似的，动脉粥样硬化若发生在脑血管，可能会引起卒中；动脉粥样硬化若发生在下肢，可能会导致下肢动脉闭塞；动脉粥样硬化若发生在主动脉，可能会导致主动脉夹层或动脉瘤。因此我们应该把心血管疾病看成一个全身的血管疾病，对动脉粥样硬化进行统一的管理，全面控制危险因素，才有利于人体的健康。

三、动脉粥样硬化的流行病学

动脉粥样硬化现今已成为全球人群的主要死亡原因，动脉粥样硬化具有多种临床表现，包括心绞痛和心肌梗死、局部缺血和脑梗死、跛行等。这些人群普遍存在以下问题：①在营养方面，热量和动物脂肪摄入增加；②体育锻炼不足；③抽烟；④对心理或社会压力的不适应；⑤大气污染。

心血管疾病作为一种代表性的疾病，构成了中国主要疾病死因的很大一部分（图1.5）。据统计，2019年中国农村和城市居民因心血管疾病而死亡的比例分别高达46.74%和44.26%。恶性肿瘤虽然排在第二位，但其比例远低于心血管疾病。

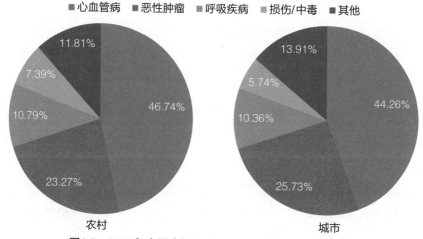

图1.5　2019年中国农村和城市居民主要疾病死因构成比

和大多数慢性疾病（疾病持续6个月以上）一样，动脉粥样硬化发病率随年龄增长而升高，大约35～40岁出现，逐渐发展直至死亡。女性动脉粥样硬化比男性发病晚（平均晚9年），但发病率和死亡率更高。北美数据证实，41.3%的女性因心血管疾病（梗死与卒中）死亡，是肿瘤的2倍，心脏病发作后的一年内死亡率更高。令人惊讶的是，只有8%的女性意识到了心脏病的高风险。而医生以前普遍存在"血管梗死只是男性才有的疾病"这样的偏见。研究发现，在美国获得急救的女性中，若发病症状与血管梗死相似，相比其他疾病更容易被误诊。

四、缺血性心脏病

在静息状态下，心脏能量消耗低于其他组织，且每条冠状动脉分支血流量基本相等。然而，当心脏跳动变快（心动过速）和血压升高（高血压），如体力活动或情绪激动时，心脏需要消耗的能量大大增加，而冠状动脉作为心脏能量供给的唯一来源，其血流量也会相应增加。冠状动脉血流增加需要其分支血管扩张，才能让更多的血液汇入心脏，这就需要血管具有完整的结构和功能。而当冠状动脉发生粥样硬化时，斑块占据腔内体积70%以上，就会导致血管无法有效扩张，严重阻碍血流量的增加。因此，当心肌需氧量超过血液运输氧气的能力，即动脉所提供的氧气不足以补充心肌所消耗的氧气，心脏细胞就会发生缺血缺氧，迫使心脏细胞从有氧代谢，改为无氧代谢，并产生乳酸。大脑因此产生痛觉，主要症状位于胸部，也就是"胸痛"。

缺血性心脏病的临床表现主要有3种：①劳力性心绞痛（或稳定型心绞痛）；②自发性心绞痛或恶化型心绞痛（或不稳定型心绞痛）；③急性心肌梗死。这3种临床表现都有其特点和危害性，因此治疗方法各有不同。

在劳力性心绞痛的基础上， 支或多支冠状动脉狭窄程度大于60%～70%，这种病变可以保持几年不变，因为在"稳定"的条件下，血小板会影响着有薄层内皮细胞的血管壁和血管腔，使动脉粥样硬化斑块基本上完好无损（图1.6）。

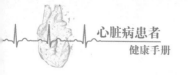
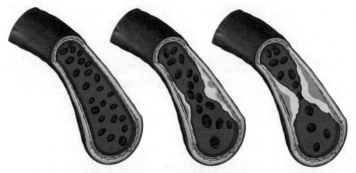

图1.6　动脉粥样硬化斑块形成过程

　　静息时，这样的收缩能够保证正常心脏代谢的血液流动；但当心脏做功增加，例如伴有劳力或情绪激动时，心脏需要更多的氧气，如果供需不平衡就会出现心绞痛。劳力性心绞痛是一种常见病症，常常会降低身体机能和工作能力，应尽早治疗。不过劳力性心绞痛常常不足以致命，可以通过调节心脏泵容量，增加心肌缺氧预适应状态而增加心脏的侧支循环，若患者对支架植入有抵触，可尝试至心脏康复中心通过运动训练来改善机体功能。

　　动脉粥样硬化斑块富含炎症细胞，当斑块不稳定，或冠状动脉内皮有溃疡时，动态平衡被破坏，此时即为不稳定斑块状态，血管内血小板聚集，导致血栓形成（图1.7）。

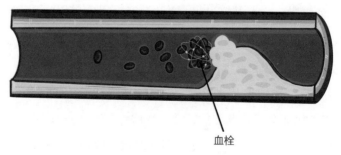

血栓

图1.7　斑块破裂，血栓形成

　　血栓是一种易碎的血凝块，体积容易突然改变，可导致冠状动脉不同程度狭窄、闭塞，是心脏病发作的前兆，这也解释了为什么有的人会突然出现新的症状。不同于静息或少量体力活动出现的短暂发作的胸骨后疼痛（胸骨后、胸腔中间），在未进行治疗之前，不稳定斑块心绞痛通常伴有呼吸短促和出汗。因此，与先前的平衡状况相比，不稳定型心绞痛的风险更高。

由于阻塞性血栓加上溃疡性斑块，可导致整个冠状动脉血管壁的堵塞，引起心肌梗死的发生（图1.8）。当缺血持续时间超过30分钟，闭塞血管支配的肌细胞出现坏死，临床表现为心肌梗死。心肌细胞死亡往往从最深的肌肉（心内膜）开始，即心内膜下心肌梗死，逐渐向上蔓延，直到心脏最表面，即透壁性心肌梗死，梗死范围越广，对心脏的损伤越大。因此，当我们有心肌梗死的前兆时，应尽快至医院就诊。

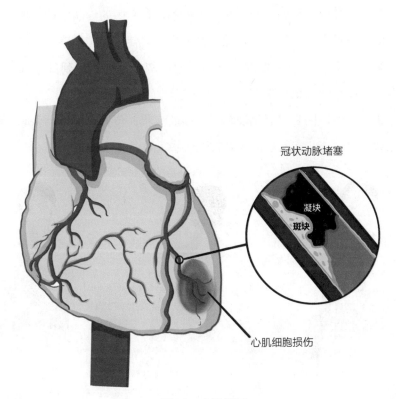

冠状动脉堵塞

凝块

斑块

心肌细胞损伤

图1.8　心肌梗死

治疗心肌梗死的首要措施是在尽可能短的时间内重新打开闭塞的血管（再灌注）以防止心肌更进一步的被破坏。事实上，心肌全层的坏死不仅会导致更广泛的梗死，更会导致心室的进一步扩张，导致收缩功能下降，这就说明了早期诊断和治疗的重要性。

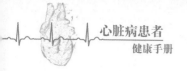

在不稳定型心绞痛患者中，梗死的临床表现往往在不同的个体有很大的不同：大部分以非常温和的形式出现，表现为中等强度的胸骨后疼痛；也有少量的患者发病时即表现出极大风险，包括突然丧失意识或心脏性猝死。其他部位的疼痛同样不能忽视，例如：颈部、下巴、手腕、手臂和肩膀、上腹部（贲门）、背部肩胛区（较少见）。通常情况下，如果发生疼痛，即使活动四肢或者按压胸口，也不能改善疼痛（图1.9）。

某些情况下，尤其是在糖尿病患者和老年妇女中，心绞痛和梗死发生时，可能没有任何症状，这应该引起患者的重视。在某些病例中，心肌梗死的前期诊断需要花上好几个月或几年的时间，甚至可能不是在专门的诊断中被发现的。

疼痛的性质是有特点的：压迫感、紧缩样，常伴有一定程度的呼吸困难，胸痛通常（但不总是）是放射性的，疼痛不适从胸骨后部扩散到其他部位，如颈部、下颌、单或双臂甚至是腹部。

在心肌梗死中，比心绞痛出现频率更高的症状，包括冒冷汗、恶心、呕吐、心动过速和焦虑，这些症状易被患者甚至医护人员忽视。

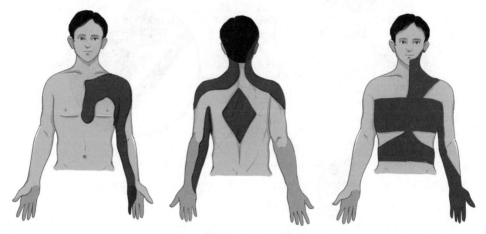

图1.9　疼痛的位置与辐射范围

很显然，清楚了解这些症状，可以增加疾病救治的可能，尤其是对于那些容易受疾病影响的患者。当心绞痛或心脏病疑似发作时，要尽快拨打120，或者直接去急诊中心，做简单的心电图和血液检查就足以明确冠心病的诊断，并进行预测，给予最好的治疗。

须知

♥ 血液循环：静脉→右心房→右心室→肺动脉→（肺泡：气体交换）→肺静脉→左心房→左心室→主动脉→器官→静脉

♥ 左右冠状动脉起源于主动脉，然后分成更小的分支。左右冠状动脉提供含氧的血液来维持心肌细胞的功能

♥ 心脏病可以直接影响肌肉（心肌病），瓣膜（心瓣膜病），"心电"传导系统（心律失常），冠状动脉（缺血性心脏病）

♥ 局部缺血性心脏病包括：

——劳力性心绞痛，是由冠状动脉狭窄引起的，静息状态下的症状不明显

——不稳定型心绞痛，由动脉粥样硬化斑块的突然恶化引起，通常是由炎症和溃疡造成的

——心肌梗死，由于突然或者长期形成的血栓而导致的冠状动脉闭塞

♥ 尽早诊断出心肌梗死，迅速地进行处理，是预防急性心力衰竭和防止未来出现心力衰竭最好的措施

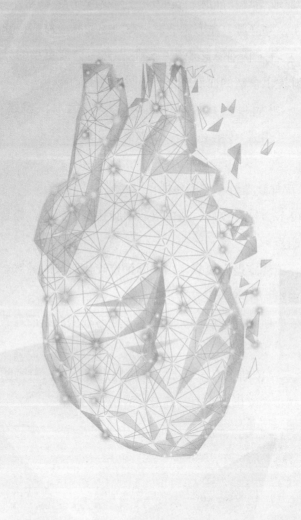

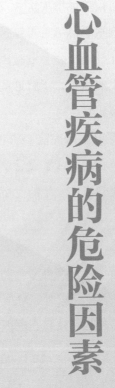

第二章

心血管疾病的危险因素

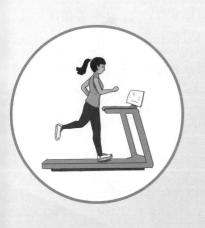

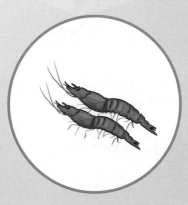

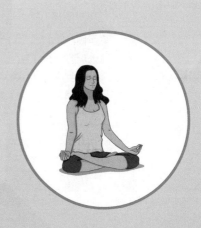

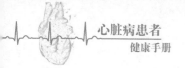

2016年欧洲心血管疾病预防指南中对心血管疾病的预防工作定义如下：通过在群体及个体水平进行一系列的健康管理，将心血管疾病对身体健康的影响降到最低。为了顺利地开展一级（针对健康人群）及二级（针对已有心血管问题的人群）预防工作，心血管危险因素的相关知识亟待普及。

危险因素是指可能增加疾病发病概率的因素，但不能称为导致疾病发生的病因。没有危险因素不意味着可以排除疾病的发生，但有危险因素会显著增加疾病发生的风险，尤其是当多个危险因素同时出现时。心血管疾病危险因素会增加动脉粥样硬化发生的风险，了解这些危险因素并知道应对措施是预防粥样硬化性心脏病的重要环节。

意大利高等卫生研究院心脏项目定义了用于预测未来10年内可能发生的致命、非致命性冠状动脉或脑血管事件的心血管危险因素。这些危险因素从35～69岁且既往无心血管事件发生的受试者队列中筛选，根据每个指标的发生频率最终确定。

其中一些危险因素是不可改变的，例如年龄、性别、家族史。其他因素则是可以通过干预措施进行改善的，例如吸烟、高胆固醇血症、高血压、糖尿病、肥胖和久坐的生活方式。此外，还有一些因发生率相对较低而容易被忽视的临床指标，例如代谢综合征、社会心理因素、炎症。

表2.1 危险因素和生活方式定义

危险因素	定义
高血压	未服用降压药物的情况下，心室收缩压≥140 mmHg和（或）舒张压≥90 mmHg，或视具体病情而定
高胆固醇血症	总胆固醇（TC）≥6.2 mmol/L（240 mg/dL）； 高密度脂蛋白（HDL）≤1.0 mmol/L（40 mg/dL）； 低密度脂蛋白（LDL）≥3.4 mmol/L（130 mg/dL）； 甘油三酯（TG）≥1.7 mmol/L（150 mg/dL）； 或视具体病情而定
高血糖	空腹血糖≥6.1 mmol/L（110 mg/dL）或餐后2小时血糖≥7.8 mmol/L（140 mg/dL）

续表

危险因素	定义
糖尿病	典型的糖尿病症状（烦渴多饮、多尿、多食或不明原因体重降低）且随机血糖≥11.1 mmol/L（200 mg/dL），或空腹血糖≥7.0 mmol/L（126 mg/dL），或餐后2小时血糖≥11.1 mmol/L（200 mg/dL），或糖化血红蛋白≥6.5%
代谢综合征	存在以下至少3种（包括3种）情况： ·腹型肥胖：男性腰围≥90 cm，女性≥85 cm； ·血糖改变：空腹血糖≥6.1 mmol/L（110 mg/dL）或餐后2小时血糖≥7.8 mmol/L（140 mg/dL），或既往确诊糖尿病； ·甘油三酯（TG）≥1.7 mmol/L（150 mg/dL）； ·高密度脂蛋白（HDL）≤1.0 mmol/L（40 mg/dL）； ·血压≥130/85 mmHg或既往确诊高血压
吸烟习惯	吸烟1支/月或更多定义为"吸烟者"；从不吸烟的人定义为"从不吸烟者"；戒烟1年及以上的人定义为"既往吸烟者"
超重	身体质量指数（BMI）24.0～27.9 kg/m^2
肥胖	身体质量指数（BMI）≥28 kg/m^2
腹型肥胖	男性腰围≥90 cm，女性≥85 cm
生活方式	长期久坐
社会心理因素	长期处于较高压力状态

一、年龄

随着年龄的增长，糖尿病、高血压、高胆固醇血症、肥胖和久坐不动等危险因素发生率越来越高，心绞痛和心肌梗死的发生率也随之升高。虽然年龄是不能改变的，但我们可以在年轻时就开始行动，将年龄增长对身体各项机能的影响降到最小，努力使身体保持健康甚至恢复年轻活力。如果已经进入到心血管疾病高发的年龄段（男性超过55岁，女性超过65岁），我们必须特别关注自身各项可改善的危险因素，如吸烟、肥胖和久坐不动。事实上，相比于身份证上的年龄，生理年龄更有参考价值，它可以直接反映当前身体的实际情况。不可否认，生活方式对生理年龄和身心健康都有非常大的影响，通过坚持规律锻炼，如选择轻松

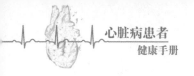

适度的有氧运动训练（图2.1），或健康饮食，可以使生物钟变慢，达到降低体重、减少并发症等效果。

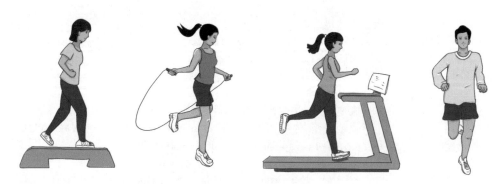

图2.1　有氧运动训练

二、性别

男性随着年龄增长，危险因素的增加更趋于线性增长，而绝经后的女性失去了卵巢激素的保护，可能还会出现一些其他的危险因素。女性在绝经期可能会出现心理压力、血糖、血压和腹围的急速上升。目前还不能证明激素替代疗法（雌激素、孕激素贴剂等）在心脏病发作后，能预防或改善动脉粥样硬化。因此，根据严格的心脏学观点，激素替代疗法并不能有效降低绝经后女性出现心血管事件的概率。因此，仍需重视所有危险因素和改善不健康的生活方式。

三、家族史

心血管疾病家族史是指一级亲属（父母和兄弟姐妹）患有心血管疾病，特别是早年出现的。虽然这个危险因素无法改变，但出于以下原因，仍需给予重视。首先，亲属中有患病者会增加疾病发生的风险，一些可控的危险因素，如高血压、吸烟、久坐的生活方式和肥胖等，更倾向于影响有遗传因素的子代。其次，子代可能会从父母基因中得到3种不同的遗传性疾病基因：高血压、糖尿病和高胆固醇血症，这些遗传性疾病都是心血管疾病的危险因素，万幸的是这些因素是可以进行控制。

还应该留意的是，父母除了可以遗传基因给孩子之外，不良的生活习惯也同样会影响到后代，例如久坐、吸烟、不健康饮食等习惯，这些都会增加动脉粥样硬化的可能性。

如有心血管疾病家族史，应该对其余可控的危险因素更为重视，包括生活习惯，并警惕早年发病的可能性。

四、吸烟

烟草会导致化学品依赖（主要是尼古丁），且依赖性很强，难以消除。烟草在全球的使用非常广泛，也许只有增加其制造成本，才可能有效地减少烟草消耗。

如今，吸烟被认为是心血管疾病最重要的危险因素之一，即使是降低抽烟数量（每天少于5支香烟），或者是二手烟，都可能导致：①血管运动改变；②动脉粥样硬化斑块；③炎症进展；④血栓形成。不过吸烟是可以戒掉的，虽然需要很大的决心和毅力，但会收获很多的好处，例如降低心肌梗死或卒中的发生率。

烟草燃烧产生的烟雾含有超过5 000种化学物质，如一氧化碳，可被红细胞吸收使红细胞无法运输氧气，并可能损伤我们的心脏和所有动脉血管。此外，即使只吸1支烟也会有增加瞬时心率（心脏在1分钟内完成的收缩次数），并有发生心律失常的可能，同时降低血液携带和输送氧气到组织的能力，可能导致由于压力突然变化而引起动脉痉挛，然后引起高血压和广泛的动脉粥样硬化。一项国际研究表明，吸烟者的心脏病发作风险比非吸烟者高3倍，且风险随吸烟数量的增加而增加。每天吸1~5支烟的发病风险超过40%，吸6~10支烟的发病风险增加1倍，吸烟数量超过20支的发病风险增加3倍。还应该注意的是，二手烟对健康也是有害的，事实上，二手烟中的一些有毒物质（一氧化碳，芳烃，氨，苯并芘等）甚至比一手烟中的含量更高。

吸烟会降低高密度脂蛋白-胆固醇（HDL-C，"好的"胆固醇，有助于防止动脉内的脂肪沉积）的水平，并通过刺激血小板（像"砖块"样的小血细胞，可以止血促使伤口愈合）在血管表型改变，引发血栓（血管内的凝块，可导致血管完全闭塞，导致心脏病发作）的形成。

此外，吸烟还对除了心脏以外的许多其他器官有影响，如潜在的致癌作用，对整个呼吸系统的影响尤其明显，从嘴唇到舌头，喉部到肺部均可受到影响。也有研究表明，除呼吸道外，吸烟也会增加其他部位发生癌症的风险，如膀胱、胃、胰腺、子宫和肾脏。此外，烟草的代谢物可降低动脉血管对刺激的反应能力，即进行扩张的能力。在这方面，对生活质量影响特别严重的就是勃起功能障碍（无法维持勃起），并且这种情况在吸烟者中十分常见。

除了动脉粥样硬化和癌症之外，吸烟会不可避免地导致慢性气道炎症（慢性支气管炎），肺泡（用于氧气和其他气体交换的非常小的全空气腔）出现慢性进行性破坏，形成肺气肿（图2.2）甚至并发呼吸衰竭。

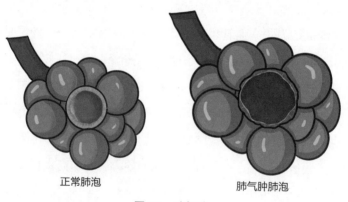

正常肺泡　　　　　　　　肺气肿肺泡

图2.2　肺气肿

五、高胆固醇血症

血液中的许多细胞元素如红细胞（氧气运输所必需的）、白细胞（抗感染）、血小板和众多其他化学物质（离子、矿物盐等），以及脂肪、蛋白质等，为我们体内每个细胞的正常代谢过程提供必要的能量。众所周知，由于脂肪不溶于水，脂肪要在血液中进行运输，必须与各种不同尺寸和密度的蛋白质（脂蛋白）进行结合，包括低密度脂蛋白（LDL）和高密度脂蛋白（HDL），这些组分共同组成总胆固醇，目前认为总胆固醇正常水平应小于5.2 mmol/L（200 mg/dL）。

　　当总胆固醇超过6.2 mmol/L（240 mg/dL）即出现高胆固醇血症，也就是血液中的总胆固醇过多，包括各种低密度脂蛋白-胆固醇。LDL实际上是一种潜在的有害脂蛋白，控制该值低于3.4 mmol/L（130 mg/dL）有利于预防动脉粥样硬化性心血管疾病（ASCVD）的发生，而HDL是对机体非常有益的蛋白质，它将胆固醇从血管壁中运输到肝脏进行代谢（图2.3），该值应尽量高于1.0 mmol/L（40 mg/dL）。事实上，许多受试者的总胆固醇均在一定程度上高于正常值，但HDL比重偏高，这并不意味着对身体有危害；反而总胆固醇水平如果在正常范围内，但是HDL的百分比较低，这可能会导致早期的动脉粥样硬化。

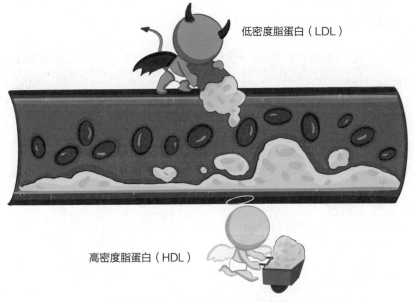

低密度脂蛋白（LDL）

高密度脂蛋白（HDL）

图2.3　高密度脂蛋白与低密度脂蛋白

　　需要注意的是，对于已有心血管疾病病史的人（脑卒中，心绞痛，心/脑梗死或动脉血管堵塞或已通过旁路、血管成形术等进行冠状动脉血运重建的患者），控制LDL水平低于1.8 mmol/L（70 mg/dL）有助于降低心血管疾病复发的风险，甚至可能降低已存在的血管狭窄的程度。近期研究数据则进一步显示了降低LDL水平的益处，最近已经把LDL的标准值降至1.4 mmol/L（54 mg/dL）。

　　较低水平的HDL通常是具有遗传性的，这与高水平的LDL一样危险，甚至更危险；但我们仍然可以通过减轻体重、戒烟、增强体育锻炼等，来尝试提高它在

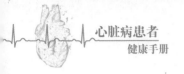

血液中的浓度。

脂蛋白a（Lpa）也是心血管疾病的危险因素，高Lpa水平（一般认为超过300 mg/L）可增加心肌梗死、主动脉瓣狭窄、缺血性卒中、心血管疾病的机会和全因死亡率。但降低Lpa的安全性目前没有统一结论，有研究认为Lpa的降低与糖尿病发生的风险增加相关，因此对于Lpa的水平管理，应根据具体疾病情况，听从医生的指导建议。

血液中的胆固醇，主要来自饮食，部分由肝脏分解甘油三酯所产生（甘油三酯是肝脏产生胆固醇的一种原料）。在超重、缺乏运动及过量饮酒的人群中，中等偏高的甘油三酯水平较常见。甘油三酯不应超过1.7 mmol/L（150 mg/dL），水平越低获益越大（表2.2）。

表2.2　中国动脉粥样硬化性心血管疾病一级预防人群血脂合适水平和异常分层标准

总胆固醇（TC）/（mmol·L^{-1}）或（mg·dL^{-1}）	血脂分层水平
<5.2（200）	合适
5.2~6.2（200~240）	边缘升高
≥6.2（240）	升高
低密度脂蛋白–胆固醇（LDL-C）/（mmol·L^{-1}）或（mg·dL^{-1}）	
<2.6（100）	理想
2.6~3.4（100~130）	合适
3.4~4.1（130~160）	边缘升高
≥4.1（160）	升高
高密度脂蛋白–胆固醇（HDL-C）/（mmol·L^{-1}）或（mg·dL^{-1}）	
<40（1）	降低
甘油三酯（TG）/（mmol·L^{-1}）或（mg·dL^{-1}）	
<1.7（150）	合适
1.7~2.3（150~200）	边缘升高
≥2.3（200）	升高

　　肝脏除了排毒功能外，也可以产生胆固醇。这也是一些很少摄入动物脂肪的人，血脂水平依然很高的原因之一。对于那些严格控制饮食但没有达到理想结果的人来说，这会让他们非常沮丧，可能的解释为过量产生胆固醇具有特定的基因倾向性。有时我们观察到多处动脉远端出现粥样硬化的临床病例（几乎弥漫到身体所有的动脉），发病非常早，这是因为严重的家族高胆固醇血症遗传基因，需要积极的治疗。不过，这种情况是非常罕见的，但这种治疗方法是特例而不是通用规则，原则上应降低饮食中的胆固醇，如动物脂肪（肉类、奶油等）摄入，必要时采用抑制胃酶氨酸的药物（可抑制肝胆固醇生产）或依折麦布类药物（可降低肠胆固醇吸收）。

　　因此，建议20岁以上的成年人，每5年进行1次血胆固醇指标的检查，如果发现异常及时给予控制（包括总胆固醇、高密度脂蛋白、低密度脂蛋白、脂蛋白a和甘油三酯），针对胆固醇的饮食和治疗方案应当个性化制定。如表2.2所示，患者的危险因素越多，提示病情越严重，则胆固醇控制的目标值应更低。

六、动脉高血压

　　动脉高血压定义为动脉内的血压值高于上限：目前该阈值已设定为140/90 mmHg，但当血压达到130/85 mmHg的时候就需要有所警惕。然而是什么决定了血压的水平呢？当心脏收缩时，血液从左心室流出，灌注所有动脉，导致血压升高，这就是收缩压，或称为最大压力。收缩压基本上与血管接受血液流量的能力成比例，也代表了心脏需要提供多少动力才能使血液达到我们身体最末端的区域。当收缩结束时，心室开始松弛（舒张），主动脉瓣关闭，主动脉压力下降，这就是舒张压或称为最小压力水平，下降程度主要取决于血管的弹性程度（图2.4）。

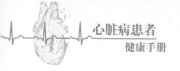
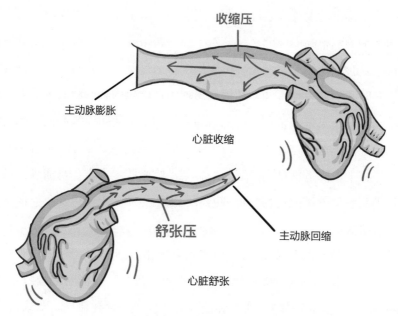

图2.4　心脏收缩压与舒张压

　　随着年龄增长，血管会慢慢变化（例如硬化或不能完全舒张），弹性日趋降低，收缩压（或高压）或舒张压（或低压）会有增加的趋势。然而，它们可能过早地出现升高，并且可能超过了基因倾向性（遗传性）的范围，这也有可能是受多种心血管危险因素的综合影响，如肥胖和吸烟可造成早期动脉高血压。

　　大量事实表明，减少膳食中的盐分、戒烟、定期进行体育活动、降低体重、减少酒精摄入、舒缓心理压力均能够显著降低动脉血压，使其达标。显然，这些策略（通常相当复杂）需要固定的医生长期进行跟进，了解患者的个体情况，初始状况，相关的病理情况，情绪状态，以及每个人所从事的工作或娱乐活动的类型，这样个体化治疗才能取得最佳的效果。血压超出正常范围是不安全的，大部分需要服用药物进行控制。当血压过高时，优先联合使用多种类型的降压药物，而不是同一类降压药物加量。"从多个方面攻击敌人，比集中全力在一点攻击敌人的效果要好得多"，这样我们还可以减少药物剂量并减轻药物带来的不良反应。对于心脏病患者，血压的平均水平应该控制在正常范围内，同时也能减少药物的副作用。

　　国际上认为低于1 800 m以下的海拔高度为"低海拔"，"平均海拔"范围

是1 800 m到3 000 m之间，"高海拔"指高于3 000 m，"极高海拔"为5 500 m
以上。高海拔会导致肺通气增加，心率和血压升高，交感—肾上腺素神经系统被
激活。生活在1 800 m以下的山脉上通常只会让全身动脉的压力反应产生少许变
化，但如果同时暴露于低温、剧烈运动或情绪激动的情况下，这种变化可能更为
明显。这些频率和压力变化，如果是适度的，即使在轻度或中度心脏病的情况
下，也不会产生任何不良事件。而对高血压患者而言，随着海拔上升血压会逐渐
升高，他们需要避免剧烈的海拔变化（如绳索升降时），并且在达到海拔最高点
时控制动脉压。在高海拔地区，体育活动要从比平时低的强度开始，经过几天的
适应后逐渐增加强度，也不要在进食前后运动。如果血压显著升高，则建议在医
生监督下进行方案调整，但一般来说，增加常规药物的剂量，甚至预防性使用少
量利尿剂就足够了。

　　所有人都应定期进行血压监测，至少每年1次，高血压患者则需要更为密切
地检测，特别是在治疗的初始阶段，以评估治疗效果并进行方案调整。目前推荐
使用家庭血压测量装置测量，以便于实现可靠的、持续的血压监测，包括休息、
运动、兴奋、餐后等不同的心率下。持续地监测也可以及时发现低血压的情况，
并对这一危险因素进行最佳控制。

七、糖尿病

　　糖尿病在全球广泛存在且发病率持续升高，是冠心病最大的危险因素之一。
实际上，它不是一种单一的疾病，而是一组与高血糖水平相关的病症。由胰腺
分泌的胰岛素（来自"朗格汉氏岛"腺体结构中的细胞群，我们称之为胰岛细
胞），能够控制血糖水平，它在疾病发生发展和治疗过程中都起着至关重要的
作用。

　　糖尿病有2种类型：1型（发病率低）主要影响年轻人，也被称为"青少年糖
尿病"或"胰岛素依赖型糖尿病"，是由胰岛素产生的胰腺细胞受到破坏引起
的。通常来说，它不伴有肥胖症状，可采用胰岛素进行注射治疗，以替代缺失
的胰岛素。迄今为止，2型或"非胰岛素依赖性"的糖尿病是最常见的糖尿病类

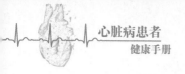

型，它常与肥胖相关，不仅在成年人中出现，在青少年中的发生率也越来越高，且具有一定的家族遗传性。遗传基因及超重都会降低身体对血液中存在的胰岛素的敏感性，使胰岛素效用降低，这增加了胰腺分泌胰岛素的负荷。在这种情况下，减少糖的摄入、运动减肥、饮食中适度增加膳食纤维非常有必要。如果进行饮食控制减重效果不佳的话，可以口服药物治疗，如果效果仍然不理想，可以进行胰岛素治疗。

当出现经常口渴和多尿，甚至泡沫尿症状时，特别是超重者，应该引起警惕有1型或2型糖尿病发生的可能，需要经常监测血糖，避免由于漏诊糖尿病而造成严重后果，特别是腹水型糖尿病等。空腹高血糖，合并高甘油三酯血症，腹部肥胖，和（或）高血压时，很可能存在高水平的葡萄糖不耐受，这是一种糖尿病前期症状，此时进行预防性的干预可以起到很好的效果。

近年来的研究发现一些药物［血管紧张素转化酶抑制剂（ACEI）和沙丁胺醇］对特定的心血管疾病具有治疗作用，并能够减少糖尿病一些严重的并发症，如视网膜病变和肾功能不全，因此应在确诊疾病后尽快进行治疗，以延长患者生命，提升患者生活质量。

八、肥胖和久坐行为

肥胖是心血管疾病中最常见的危险因素，是社会中最严重的问题之一。在1980年，只有24%的美国人被确认为肥胖，但是到1991年的时候，美国肥胖率已经上升到33%，当前社会，美国成年人肥胖率接近60%，甚至儿童肥胖率上升至35%，已经有大量主张减少食物摄取的宣传，但是媒体所报道的正常体重或偏瘦的人群所使用的饮食结构似乎呈现出更大的吸引力、丰富性和健康性。

我国肥胖人群的数量也在增加，其原因是多样化的，不仅是食物的多样化，也和大部分人久坐不动的生活习惯有关。我国儿童看电视的时间也与儿童肥胖表现出相关性，这是一个令人担忧的现象。久坐不动的生活方式是否导致肥胖，结论是显而易见的。正常的体育锻炼能够降低所有年龄组别不良事件的危险因素发生率，全因死亡率也可降低20%～30%。值得一提的是，肥胖有遗传倾向，如果摄入过多的热量而不运动，则可导致肥胖更严重且更难控制。在所有久坐不动的人群中，有一个非常危险的恶性循环：缺乏运动会使体重增加，因而更难以锻炼身体，甚至会导致呼吸困难和疲劳，这更进一步引起不锻炼和体重增加等。此外还有自信心的丧失，几乎所有的肥胖者都会产生与食物摄入增加相关的心理依赖，特别是对高热量的食物如糕点等，会不自觉地通过摄入高热量食物来满足心理需求，而且很难控制。

　　肥胖症患者由于腹部累积了过量脂肪，当空气进入胸腔时，脂肪阻碍了横膈膜（分开腹腔和胸腔的主要呼吸肌）向下伸展，使得横膈肌不能完成抽吸泵式的功能（图2.5）。

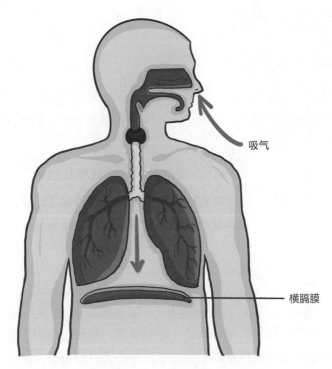

吸气

横膈膜

图2.5　吸气时横膈膜的活动

　　腹部脂肪囤积会增加动脉粥样硬化的风险，在已经患有心血管疾病的受试者中，腹围是预测动脉粥样硬化性疾病的重要指标，女性的腰围超过85 cm，男性腰围超过90 cm，均可导致心血管疾病的风险增加。此外，在定义肥胖时不仅要关注体重绝对值，也要关注身高和体重之比或BMI（表2.3）。

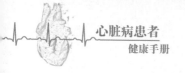
表2.3　BMI的计算与分级

分类	国际BMI值/（kg·m^{-2}）	国内BMI值/（kg·m^{-2}）
偏瘦	<18.5	<18.5
正常	18.5～25	18.5～24
偏胖	25～30	24～28
肥胖	≥30	≥28

注：国际数据来自世界卫生组织；国内数据来自国家卫生健康委员会

控制饮食和体育锻炼是减肥的必要途径。考虑到肥胖潜在的风险，在制订锻炼计划之前，必须做一个详细的心肺功能评估，此外肥胖患者在进行锻炼时，需要同时配合饮食控制和身体康复。

九、代谢综合征

部分患者存在一系列的病征或者是上述危险因素，而所有的危险因素几乎总是彼此密切相关的，这部分患者可能患有代谢综合征。

代谢综合征在当今社会中发生率很高且呈现不断增长趋势。目前患病率在25%～40%，并且伴随较高的心血管疾病风险。在这种情况下，彻底改变生活方式是非常必要的，尤其对于那些几乎从不锻炼和摄入热量过多的人群而言。

十、社会心理因素

社会经济水平低、缺乏社交、孤独、感到敌意、激进、沮丧、焦虑这些不良社会心理因素可能造成动脉硬化性疾病和不良预后的风险增加。相反，健康社会心理有助于降低疾病的发生风险和改善预后。

由于心理压力并不像血压或胆固醇可以量化计算，因此很难在心血管疾病的发病机制中确定其重要性。但是，它确实是一个心血管疾病的危险因素，主要表现为两极分化，一方面是高收入高压力群体，这些个体常年承受较大的精神压力。另一方面在低收入人群包括独居者或经济条件较差的人中得到了体现。

一方面，客观环境改变带来的心理压力可能导致急性的应激，如自然灾害、服丧、流行病的爆发等都可能引起急性冠脉综合征，甚至可能导致死亡。但是心理压力引起动脉粥样硬化的机制并不清楚，主要是由于对压力的判断准确性欠佳（患者可能声称从未感受到压力），其次是难以区分心理压力是通过增加其他危险因素，如高血压、糖尿病、吸烟、炎症等的发生率而引起动脉粥样硬化，还是心理压力可导致动脉粥样硬化的发生发展。

另一方面，压力的存在有其必要性，因为它可以通过心理–生理的途径，调节我们的注意力、肌肉能量以抵抗疲劳，帮助我们应对逆境。我们应该知道，像其他动物一样，人类也有一个微妙的自动防御系统，用于处理危险的情况，其中最重要的是一些化学调节剂，比如肾上腺素。肾上腺系统（图2.6）在数千年前已经帮助我们的祖先应对遭遇老虎的险境，正如当今的我们应对上司布置的无穷无尽的工作任务一样。当我们遇到的压力超过了我们身体能应对的强度就可能出现问题，在这种情况下，我们的健康状况可能受到影响，所以需要进行干预，心脏病患者更需要积极有效的干预措施。

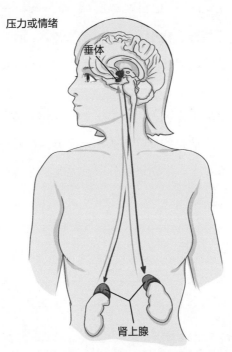

图2.6 人体压力的应对系统：肾上腺系统

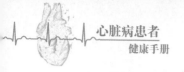
我们应全面地了解并且尽量避免心理压力对我们造成的负面影响，如果无法避免，就要努力在心理压力控制我们之前控制它！这通常不需要服用药物，进行体育锻炼就可以减轻压力，此外还可以学习不要同时进行两件事情、控制呼吸（使用放松呼吸技巧、瑜伽、冥想等）、小憩、闭目养神或听一些舒缓的音乐。我们应该学会更多地了解自己，而不必设定难以达到的目标来增加压力。

不过，在一些特殊情况下，心理学家和心理治疗师等人员的干预也很有必要，可以针对压力源制订最合适的放松技巧，不过这要建立在医患间良好关系的基础上。

十一、炎症

炎症近来也被认为是心血管危险因素，有研究表明炎症标志物与未来发生心血管事件的风险直接相关；此外，炎症还可以放大高血压病、糖尿病、高胆固醇血症和吸烟的副作用。在临床实践中，稳定性心绞痛或心肌梗死患者的血液炎症标志物C反应蛋白（CRP）、白细胞介素-6、血清淀粉样蛋白A、肿瘤坏死因子α等）均有所增加。在这些标志物中，只有高灵敏度的CRP被普遍认为是心肌梗死和中风的强大预测因子，CRP升高可以使发生症状性动脉粥样硬化的相对风险增加1.5～7倍。

外部原因也可能增加炎症标志物水平，如大气污染或流行性感冒，此外抑郁症患者、吸烟者和久坐不动人群炎症标志物水平升高的概率更高。高CRP水平的患者应该对心肌缺血风险进行早期风险分层，尤其是在进行对症治疗时，要注意改变生活方式，必要时应使用药物进行预防。

须知

心血管疾病的危险因素包括：

- ♥ 吸烟

- ♥ 缺乏体育锻炼

- ♥ 糖尿病

- ♥ 肥胖和久坐不动

- ♥ 高血压

- ♥ 高胆固醇

- ♥ 社会心理因素、压力、焦虑和抑郁

- ♥ 代谢综合征

- ♥ 炎症

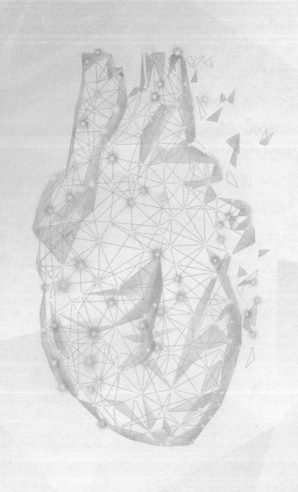

第三章

运动

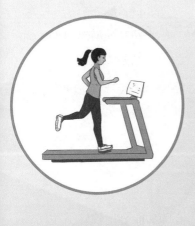

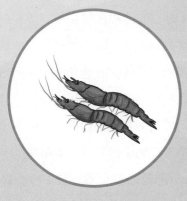

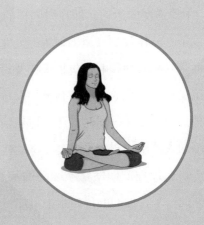

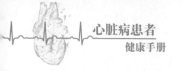
一、运动是机体健康的基础保证

很多人都渴望自己有一个健康的身体，但却很少有人意识到运动能给人们的身体健康和心理健康带来积极影响。如何突破难以坚持运动这一点，有效途径就是找到运动时疲倦的因素。缺乏运动的人群经常会出现一种身体疲惫症状，哪怕是比较轻微的运动，也会出现不适，如呼吸困难、呼吸急促、心跳过速、无力虚弱，甚至引发更加严重的症状，如头晕及心绞痛。除此之外，还有心理上的疲惫感，比如，我们在运动时觉得自己已经用尽全力了，但其实完全可以再用点力。运动经验丰富的人都会知道，怎样会使得运动更容易一些，比如和朋友一起结伴锻炼；或者一边骑动感单车一边看电视，此时注意力就会被电视所吸引，从而忘记自己的运动极限。

在开始心血管疾病预防和康复项目时，最重要的一点就是重新建立起与自己身体的和谐关系。现代人已经习惯了快节奏的生活，很少会把时间精力放在保养自己的身体上。在平时生活中，我们需要做出一些牺牲，比如尽量走楼梯不要坐电梯，尽量多走路少坐车，这种"牺牲"有助于提高我们身体健康水平。

二、运动的益处

运动的益处是什么呢？一个经常进行运动锻炼的人，心肺功能会比较好，在做轻-中等强度的运动，即在做同样的运动量时，疲倦程度会较低，或者同等劳累程度下，能比没经过运动训练的人完成更多的运动量。运动能给人们生活的方方面面带来积极的影响，包括工作及娱乐，能减少惰性，让生活变得更加积极向上。接受运动训练的人肌肉会更加发达，因此他们运动起来会更加轻松，另一方面，他们无论是在运动时，还是休息状态下，燃烧的热量都会更多，因为接受运动训练的人基础代谢水平更高（基础代谢是指人在完全休息状态下所需的生存能量值），所以他们即使在不运动的状态下，所消耗的多余脂肪水平也会轻微上升。如此一来，他们的代谢水平可能恢复到年轻时的水平，能让他们就算进食较多的食物也不会变胖，因为身体在燃烧脂肪而不是堆积脂肪。但需要记住的是，规律运动加上饮食调节才能让脂肪减少，肌肉增加。肌肉的重量占比高于脂肪，所以一开始运动时体重只会轻微下降，不要沮丧。想要减肥，就必须要通过运动来增加肌肉量，如果只是单纯地进行饮食调节而不做运动的话，肌肉量会下降，同时也会导致基础代谢及人体能量消耗水平下降。

规律运动还能带来另一些好处：增强骨骼系统（对女性而言，这一点是非常重要的，因为这样能有效预防骨质疏松）；还可以改善血液循环，提升组织器官功能，如海绵体等，因此也能改善性功能等；规律运动还能让心情变得愉悦，能有效对抗精神紧张、降低炎症发生概率；至少在一定程度上，保持规律的运动能让人睡得更安稳。

糖尿病患者可以通过减少胰岛素抵抗来改善血糖水平，在血糖水平下降后，可以减少药物的使用。但是需要注意的是，在运动期间或者运动4～6小时后，血液葡萄糖水平急剧下降，身体可能会出现"低血糖"状态，应适时补充糖分，避免出现危险。

而对于心脏疾病患者，还有一些其他好处：提高HDL（高密度脂蛋白）含量，降低LDL（低密度脂蛋白）含量，降低血压水平，还可以增加侧支循环，增加小动脉血管数量和直径，使氧气不仅能通过受损较少的冠状动脉来进行运输，也能通过小动脉去到心肌灌注不足的区域。

三、运动开始前的准备工作

无论进行什么运动，在开始前最好先跟医生进行沟通。若已经患有心脏疾病或合并其他危险因素，可以在心脏科医生的指导下，进行心肺功能测试（一种心脏或肺部康复体系下的常规检测项目），它可以对心脏功能情况进行全面评估，包括测试有氧、无氧运动状态的运动强度和心率（图3.1）。

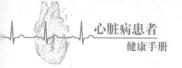
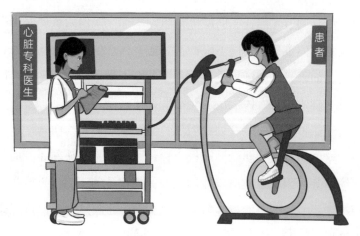

图3.1　心肺功能测试

　　在运动方面，有2种类型的训练（图3.2）。第一种是等长训练，指在静止或小幅度动作下进行的力量训练，涉及肌肉的静态收缩，但关节的角度、肌肉的长度没有发生改变。比如用力推一部仪器但推不动，或将重物举起并保持在同一个高度，平板支撑等。第二种是等张训练，是一种动态训练，肌肉的长度发生改变，但施加在肌肉上的力是保持不变的，比如举哑铃、俯卧撑等，有氧运动也被

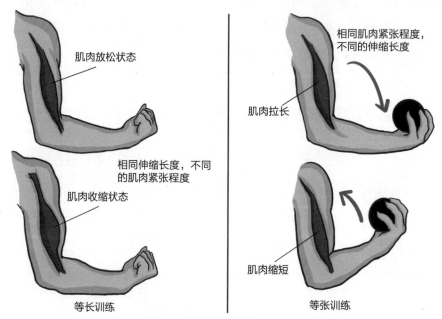

图3.2　等长训练与等张训练

认为是等张训练。很多运动都可以将两者结合在一起。

　　为什么要区分等长训练和等张训练呢？因为等长训练能通过增加心率提升心脏输出能力，即心脏在1分钟内所输出的血液量。相反，等张训练会通过心室的扩张增加静脉血回流量，而心率只是轻微提升，因此心输出量得以增大。而等张训练最大益处就是能显著降低休息状态下的心率。在运动员中，自行车运动员的心率相对较低。

　　因此，对于心脏疾病患者来说，最好选择等张训练。因为等张训练不会急剧增加心脏跳动，而心脏急剧跳动即使在有药物控制的情况下也会损害心脏健康。心脏疾病比较严重的患者，也可以通过低强度的等张训练来提升肌肉量。

　　几条建议：

　　● 建议身边朋友或家人也参与运动，这样有助于提升动力，得到精神上的帮助。

　　● 选一种自己喜欢的、享受的运动，除了足球、网球外。这样我们可以寓运动于娱乐，使运动不再那么枯燥。

　　● 根据个人情况去定制运动方案，比如在刚开始运动的时候，将运动的时间设置在15～20分钟，让身体无须承担过多的负荷。

　　● 尝试每周至少3次运动训练。

　　● 不要在太冷、太热或潮湿的天气运动，也不要吃饱饭后运动，运动时要带好适当的装备。

四、运动的类型

　　运动的类型必须仔细评估，当然考虑的因素也不是唯一的。在平地步行绝对是最基础的有氧运动，不需要设施，事故率也是最小的，对于老年人和肥胖者来说，这个运动非常适合锻炼身体。如果选择步行作为运动方式，开始前需要考虑以下因素：选择专门用来徒步的鞋。这样的鞋具有缓冲震荡的作用，并能有效减少脚在运动过程中的扭曲度或转动量，因为对于超重人群，在速度快的时候很容易造成脚踝和膝盖的变形和创伤。尽量找到没有环境污染，没有其他阻力，能够持续前进的道

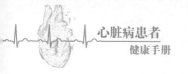

路。在步行过程中可以适当交谈，但不要过多。要始终记住，我们不是在散步而是在锻炼，要注意心率和出汗的程度，轻度出汗是必要的。步行的缺点包括：不好确定路径，容易被天气所影响。如果连续几天都是坏天气的话，可以去跑步机上走。随着锻炼的累积，在相同的心率下我们可以走得更快，这时候可以尝试着跑两步，这就是进步。达到这个阶段后，我们可以采用间歇运动的方式，如较短时间的跑（3～8分钟）加较长时间的跑（10～15分钟），但绝对不能中途停下来，如果还需要休息，说明我们还没准备好，但是只要坚持住，很快就可以做到了！

踩功率车（图3.3）或者室外的单车有许多优点：它可以使静脉回流量，即血液从周围流回右心脏，在经过肺部之后到达心脏左侧的血量得到最大程度的增加，只要关节和膝盖正常的人都可以参与。因为有座椅的支撑，关节不需要负担体重，可以把肥胖带来的影响最小化。因此，推荐用于心脏病后的康复。踩单车可以在室内或室外进行，没有天气限制。但功率车的缺点就是无聊，可以在运动的同时看电视、阅读或听音乐。在室外骑车时则要注意安全，推荐在专门的骑车道进行。即使是骑车，也需要一步一步循序渐进地开展，开始时先在平地上进行，根据对心脏和肌肉反应的评估，增加骑行坡度和长度。通过不断的自行车训练，尽管短期内疼痛的症状会超过阈值，但能够大幅度改善运动能力，这些患者会受到很大的鼓励。

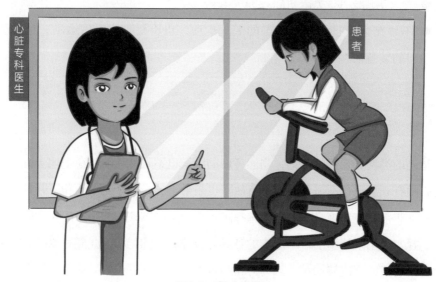

图3.3 踩功率车

对于下肢动脉供血不足的患者则需要另外讨论，这些患者的腿部动脉存在狭窄，使得运动时小腿或者大腿产生疼痛。这种情况在冠状动脉疾病中非常常见，是动脉粥样硬化疾病累及下肢动脉的表现，动脉粥样硬化通常可以通过血管成形术和旁路手术治疗。

划船机健身（图3.4）是模仿英式划船运动，是锻炼肌肉非常有效的工具，它以座位支撑身体重量，同时大幅度运动四肢。它主要发挥的是有氧运动的功能，可以根据个人需要调整强度，非常适合刚开始进行运动训练的人和中度肥胖者。

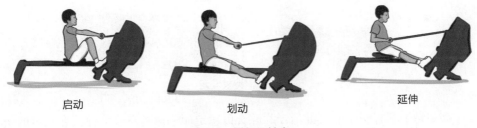

启动　　　　　划动　　　　　延伸

图3.4　划船机健身

游泳对于超重人群是非常值得推荐的运动形式。事实上，脂肪是一个很好的救生员，超重人群在水中更容易浮起来，游泳时所需要对抗的阻力也较小，因此肌肉可以活动的幅度比较大，游泳是具有代表性的有氧运动和等张训练。对初学者而言，大腿和臀部的脂肪多可能会导致身体不平衡，建议使用漂浮物支撑身体的上部。另一个是"加强"游泳，几乎不停歇地来回游，水下换气对于很多人来说并不是一件简单的事情，且在水中训练最大的危险是心律失常导致的意识丧失，因此加强游泳只建议经过专业游泳训练的人进行。

持杖健走是一种低强度的运动形式，有益健康，适合各种身体状况和各种运动水平的人。持杖健走是普通步行的加强，是一种难度系数较低的运动。保持肩膀放松和自然下垂，上身稍微向前倾，手臂和腿部交替运动，即当右脚踏向前的时候，左手也伸向前，反之亦然。正常的行走是下半身的肌肉用力，而持杖健走（图3.5）需要使用到上半身的手臂、背部、肩膀、颈部肌肉。这也是等张训练的一种很好的方式，不需要特别高的强度，微微出汗，会有很不错的效果。

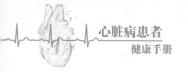

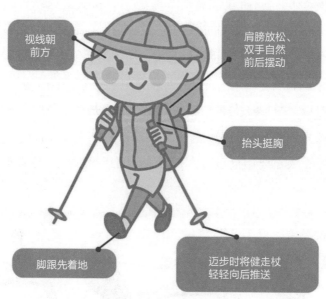

视线朝前方

肩膀放松、双手自然前后摆动

抬头挺胸

脚跟先着地

迈步时将健走杖轻轻向后推送

图3.5　持杖健走

　　舞蹈是一项有利于心脏的活动，配合以稳定而快速的舞步，保持在限定的频率和时间，这就是有趣的"有氧舞蹈"。通常可以跟健身房的教练，或者在家跟着专业视频训练。建议在课堂上找到合适的舞伴，可以避免失去热情。比起其他运动，舞蹈更加社会化和具有荣誉感，能改善心情。例如广场舞就是一项适合老年人进行的、可以保持热情的集体运动。

　　跑步是另一种锻炼方式，只有在体重接近标准值时进行跑步，才不会产生肌肉损伤和心脏的超负荷。跑步不需要特殊的装备，但是要选择合适的衣服和鞋子，有利于排汗。也不需要预定场地，适合刚开始进行锻炼的人。在跑步的时候需要注意：即使是慢跑，也需要用到身体所有的肌肉，明显提升心脏输出，这可能是未经过训练的心脏所无法应对的。在跑了几十米后可能感到呼吸短促和心动过速，这在提醒我们已经接近有氧阈值了。一般来说，可以从快步走开始，逐渐进行到跑步。热身的过程也非常重要，热身一般需要8～10分钟。

　　其他运动：网球是不推荐的。因为这是一项太过剧烈的运动，要求快速和爆发力，并且需要他人配合。高尔夫球是项不错的运动，也开始慢慢在全球流行起来，但不能使心率充分提高，不过在安静的环境中进行几个小时的户外运动还是很惬意的。

其他的休闲活动，例如在购物中心购物等，比在家坐着好，但并不能代替体育锻炼。选择合适的休闲活动通常需要考虑到这些因素：身体能接受的运动量，不需要别人帮助且没有困难的，有兴趣的，能提高生活质量并保持身体和精神的活跃和健康的。

最后，不要忘记，每一项活动都有不同的热量消耗，可以在规划饮食或执行减肥计划的时候参考。下表是以70 kg的人为例在不同运动中的热量消耗（表3.1）。

表3.1　人体在运动中的热量消耗

活动	热量消耗/kcal[*]·h⁻¹
平地快走	350～450
上坡行走	400～900
慢速自行车	420
中速自行车	550
快速自行车	600～750
中速越野滑雪	600～700
快速越野滑雪	1 050
快速滑雪	300～500
慢速爬山	200～500
慢速游泳	500～800
高尔夫	250～450
网球单打	400～500
网球双打	300～350
有氧舞蹈	300～700
慢跑	600
快跑	1 300

* 1kcal＝4.2kJ

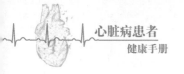
五、运动的强度、频率和持续时间

一旦确定了最合适的运动类型，接下来要评估运动强度、每周频率和持续时间。

关于强度。判断运动强度的最恰当方法是监测心率，也就是心脏每分钟跳动的次数。为了计算这个参数，在一个15秒的周期中，用一根手指放在桡动脉上计脉搏数，然后乘以4（例如：15秒的脉搏为20次，乘以4，即是每分钟脉搏为80次）。当监测比较困难的时候，可以通过运动手环或者心率带进行心率的测量，因为在运动的时候比较准确，所以十分有用。

我们的心率需要达到一定的值，即使是对于心肺疾病患者也是如此，一般是达到预估最大心率（220-年龄）的50%～85%（表3.2）。例如，年龄为50岁的人，220-50 = 170，最大心率就是170次/min，其中最大心率的50%和85%，即每分钟85次和145次，代表了运动过程中所能达到的心率最小值和最大值。因此，每分钟85次的心跳将是锻炼开始的最小值。如果心率较低，将不能获得上述所提及的全部益处，而每分钟145次的心率是最大值，超过这个最大心率只会增加风险，而不是增加收益。

表3.2 不同年龄段人群推荐运动心率

年龄/岁	最大心率/（次·min⁻¹）	推荐心率/（次·min⁻¹）
20	200	100～170
25	195	98～166
30	190	95～162
35	185	93～157
40	180	90～153
45	175	88～149
50	170	85～145
55	165	83～140

续表

年龄/岁	最大心率/（次·min^{-1}）	推荐心率/（次·min^{-1}）
60	160	80～136
65	155	78～132
70	150	75～128
75	145	73～123
80	140	70～119
85	135	68～115

　　显然，对于老人及明显肥胖的患者来说，最大心率的50%将是一个很好的起点，相反，一个健康的人，目标应该设为最大心率的70%～75%。对于冠心病患者或刚刚经历过心肌梗死的患者，则需要由专业的心脏医生根据运动心肺功能测试结果来判断患者运动时需要达到的心率值。

　　使用戴在手腕的心率监测器，可以监测心率，能很快看到心率随着运动强度的增加而增加，同时我们也会惊喜地发现：当我们训练时，通常是在5～10组训练之后，在同样的运动强度下，心率会降低，或者在同样的心率下，我们可以进行更多或强度更大的体力活动。

　　关于每周运动频率。为了使心脏得到最大的益处，每周至少3次的训练是可以接受的，而每周4～5次会是一个比较好的运动频率。特别是在开始时，建议每周锻炼频率高一些，而每次运动时长和强度可以低一些，反之则不提倡。

　　关于锻炼时长。虽然在开始的时候我们每次训练持续时间可以从15～20分钟开始，但建议尽量做到不少于30分钟。为了尽快达到降低体脂的预期目标，锻炼时间可以长一点，因为在运动的前20分钟内几乎不燃烧脂肪。因此，每周3次，每次30分钟的锻炼被认为是真正有训练效果的最少锻炼时间。任何持续时间和频率的增加都会带来进一步的健康收益。如果在锻炼开始3周之后，仍然不能坚持练习30分钟，这可能意味着我们选择了错误的锻炼，或者说进行了超出现阶段水平的训练。最重要的是要记住，每一次的锻炼都需要：热身、运动和放松。

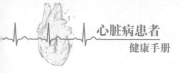

六、运动锻炼的3个阶段

首先是热身阶段。每当开始活动身体时，人体所有的心血管器官都会发生相应的变化。当我们穿上鞋子的时候，心率和血压已经开始上升，以回应来自大脑发出的准备信息。当肌肉开始工作时，由于灌注它们的小动脉血管扩张，它们的血液供应会迅速上升至原来的5～6倍。正如我们所见，心脏泵血功能提升可通过2种方式实现：增加心室腔的容积（每搏1次能排出更多的血液），在1分钟内增加收缩的次数（即心率）。此外，血液实际上会从皮肤、肠道和肾脏等器官组织，流向运动时特别需要血液的部位——肌肉。因此不建议在吃饱饭后立即做运动，为了保证正常的消化，血液应该更多地流向肠道，而不是流向肌肉等其他地方。

开始运动的时候，我们的肌肉没有热起来，皮肤也还是正常的肤色。在运动起来之后，由于新陈代谢需要释放出热量，这些热量可以通过皮肤的血管扩张来扩散，我们可以看到肤色开始变红，并且开始出汗。肌肉在还没有热身之前并不能达到最好的状态，如果没有好好热身，很容易发生肌肉拉伤或者撕裂。出于这些原因，在每种运动（步行、骑自行车、跑步等）开始之前，有必要进行至少10分钟的热身。尽管运动使我们感到新鲜和放松，但不要一开始就加速。从热身到实际运动的过渡也必须是渐进式的（1～2分钟），之后保持节奏（即心率）不变直到第三和最后的阶段。运动后的放松同样重要，甚至更重要，特别是在重新开始运动的最初几个月里。

在运动过程中，心脏输出的血液能灌注并滋养运动中的肌肉群，使毛细血管和大血管床扩张，此时血管床的容积和每分钟灌注的血液量（d/min）之间的比例也增加。在运动时血压会适度升高而不会下降，并且这种"血管体操"在有锻炼习惯的人群中更明显，表现为静息状态下更低的血压。体育锻炼可以认为是对轻度和中度高血压病患者的一种有效疗法。

当我们突然停止运动时，肌肉的运动减少，随着心率的降低，从周边组织回流到心脏的静脉血也会随之骤降，导致心脏在每次收缩的时候血液输出量降低。但由于机体仍需要消除代谢产物（如乳酸等废物）和多余的热量，因此血管床仍然是保持扩张的。那么，循环血量迅速减少和血管容积之间就会出现不均衡，这时扩张的血管床的血压就有突然下降的可能。即使对于健康的个体来说也是如此，更何况是体能弱一点的人，这样会导致脑部供血的减少，最后可能会失去知觉。如果失去知觉，可以做以下动作：让身体平躺，抬起双腿，使下肢的血液流回头部，可以恢复知觉。为了避免上述情况发生，在运动结束前可以做一些稍低强度的活动，大概5～10分钟，正如做热身运动一样。例如，骑功率单车，在前5分钟可以逐渐加速，然后再坚持匀速骑行5分钟，最后缓缓放慢速度。这样将会适应得很快，即使不留意戴在身上的心率监测器，也可以知道何时结束训练而不会发生任何问题。然而，如果你感到轻微的头痛或头晕，可以坐着放松一下，等待血压慢慢恢复正常。需要提醒的是，由于上述原因，要避免在锻炼过程中被其他事情打扰而导致运动的突然停止。

七、运动方案

开始运动时可以选择令我们感到舒适、轻柔的锻炼，随着时间的推移，由于肌肉量和紧致度的增加、体重的减轻，使得身体更健康，此时可以进行更大运动量的锻炼。

以下建议是针对受生理限制影响较大的人（如高龄、肥胖、曾患心肺疾病等人群），那些从一开始就能做得更多的人则可以跳过这些步骤。训练过程中的持续时间、强度和频率需要缓慢而稳定地增加。

特别是对于反复发生心血管事件的患者来说，从平地步行开始，最好使心率（HR）的升高值维持在基础心率与最大心率差值的50%～60%左右。例如，最大心率（140次/min）－基础心率（80次/min）＝60次/min，60次/min的50%～60%是（30～36）次/min；80次/min+（30～36）次/min＝（110～116）次/min，即为理想心率。对于那些不能坚持运动至到达目标心率的人来说，首先，需要每天训练2次，每次约10～15分钟，然后再慢慢延长每次锻炼的时间，如每次增加2～3分钟。

做过心肺功能测试（CPET）的患者需要由医生来决定其需要达到的最佳心

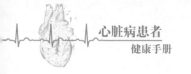
率，然后根据个人的具体情况制订个性化的训练计划。

在增加运动量阶段，需要有规律地进行并且保持高度的自信心。在几周的时间内，完成每周3～4次、每次30分钟（包括热身和放松）的锻炼是可以做到的，初期强度可以采用40%功率在最大阻力或者55%运动最大心率。在最初的4～8个月时间内，达到预期锻炼的频率和时长后（每周3～4次、每次30分钟），可以增加锻炼达到预期的85%的最大心率，当然这是需要循序渐进的。在刚开始训练的阶段，可以记录锻炼的持续时间、达到的心率、每周锻炼的次数及血压，这些记录结果可以与医生进行沟通讨论（表3.3）。

运动的同时还必须注意一些潜在的警示症状：

● 不寻常的呼吸短促，与运动强度不成比例；

● 胸前清晰明显的疼痛，有时在胸部中央（胸骨后），甚至放射到颈部和手臂，特别是伴有窒息感；

● 头晕或视力障碍；

● 心跳不规则，甚至经常停顿；

● 过度疲劳。

如有上述这些症状应尽快与医生联系并就诊。

表3.3　个人训练表

_____月份

第一周	静息心率	静息血压	所达到的心率	运动时长	自我感受
星期一					
星期二					
星期三					
星期四					
星期五					
星期六					
星期日					

续表

第二周	静息心率	静息血压	所达到的心率	运动时长	自我感受
星期一					
星期二					
星期三					
星期四					
星期五					
星期六					
星期日					

第三周	静息心率	静息血压	所达到的心率	运动时长	自我感受
星期一					
星期二					
星期三					
星期四					
星期五					
星期六					
星期日					

第四周	静息心率	静息血压	所达到的心率	运动时长	自我感受
星期一					
星期二					
星期三					
星期四					
星期五					
星期六					
星期日					

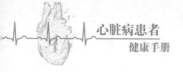

在这个阶段，我们需要完成更具挑战性的任务，重建未训练过的肌肉。尽管此时的饮食控制已经帮助我们减轻了体重，但再加上坚持锻炼，会明显感受到身心健康的愉悦。

随后到了保持运动训练成果的阶段，这个阶段需要持续终生，虽然听起来很难，但坚持下来将得到更好的成果。而这个阶段实际上是通过循序渐进的练习来达到最大心率的85%（您会走得、跑得更快，骑车上坡更轻松等）。同时在这个阶段，也可以尝试做一些新的、从来没有试过的运动。

八、伸展运动

伸展运动是运动训练方案中一个非常重要的组成部分，各个年龄层的人都可以进行这类健身运动。经常进行规律的伸展运动，能够带来很多好处：松弛肌肉、提升身体柔韧度、提升动作协调性、防止肌肉拉伤、促进血液循环、提升自我对身体的认知。伸展运动动作见图3.6。做伸展运动时每次都可以锻炼到相应部位的肌肉群。在开始锻炼肌肉前也可以进行5～10分钟的伸展运动，特别是在天气比较冷的时候。运动后也是做伸展运动的好时机，这个时候的肌肉还是"热"的，有助于更好地拉伸及避免拉伤肌肉。

我们可以保持一个合适的拉伸姿势和肌肉紧张程度，并坚持一段合理的时间（20秒到40秒），然后放松，接着做下一组的拉伸动作。呼吸一定要有节奏、缓慢、自然。做伸展动作时，避免来回移动身体，尽量慢慢地、一步到位地伸展开来，同时要避免拉伸导致的疼痛，两者都有弊端。做伸展运动最好有专业人士的陪同指导，或者在专业书籍的指导下进行，伸展运动如果做得合适的话，能减轻运动后的肌肉负重感，最重要的是能降低运动时肌肉或肌腱拉伤的概率。

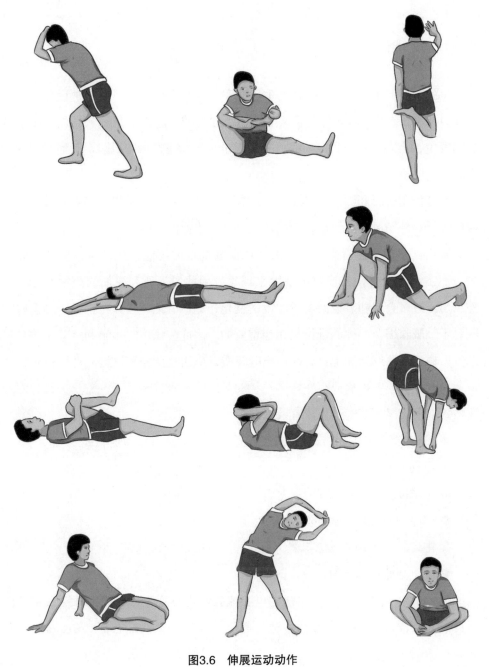

图3.6 伸展运动动作

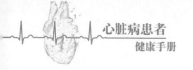

九、心脏病患者运动的注意事项

β受体阻滞剂（一类治疗缺血性心脏病、高血压或心律不齐的常用药物，可以通过阻滞β受体来降低肾上腺素的作用）通过减少心脏的氧气消耗而减少心绞痛的发生，会限制心率和血压的上升（无论是运动还是情绪原因），而对运动能力影响不明显。

所有使用抗凝药物的患者（植入瓣膜、心房颤动、有血栓栓塞病史等）应该避免进行有外伤风险的运动，否则可能会增加出血的风险。

服用利尿剂的患者则需要考虑下调药物剂量的可能：运动时，皮肤出汗更多，而出汗过多时，易导致出现脱水现象，因此要下调利尿剂的药物剂量。另外，出汗过多会伴随着血液离子浓度的变化，如钠、氯、镁，特别是钾，这些物质对于心脏收缩及心律的维持是相当重要的。因此应该多吃水果和蔬菜（香蕉、李子、橘子、西红柿和土豆）来补充电解质，或通过药物和饮料来进行补充。

在有疑似心脏疾病或存在更多冠状动脉危险因素的情况下，需要进行心脏的评估，以下情况不鼓励进行体育锻炼。

● 不稳定型心绞痛（自发或最近发作的冠状动脉供血不足）；

● 急性心肌炎；

● 中重度主动脉瓣狭窄；

● 肥厚型心肌病（早期心肌病）；

● 主动脉瘤（部分动脉扩张，直径大于5cm）；

● 严重高血压病，经治疗未能控制；

● 有些主要基于遗传的疾病，以心律失常为特征（致心律失常性右室发育不良、儿茶酚胺介导的多形性室速、心脏功能缺陷预激综合征、Brugada综合征等）；

● 严重二尖瓣脱垂：瓣膜中一个或数个瓣叶过度生长导致关闭不全，可能与主动脉瘤有关（马方综合征）。

还有其他一些心脏疾病，比如2周内发生过心肌梗死、急性心衰发作期、重度主动脉瓣狭窄、主动脉狭窄，患这些疾病的患者是严禁做运动的，因为运动可能引起呼吸困难和心动过速。对于其他患者，虽然大部分的运动危险性不是很高，但还是需要根据具体案例详细分析，并在密切的临床观察和心电监测下进行。

气候是"运动耐受性"变化的一个重要因素，特别是对于心脏病和高血压病患者。运动耐受性在天气潮热时最低，因为天气潮热会让血管舒张、动脉血压降低、心率急剧上升。另外，寒冷天气也会让血管收缩、血压上升，因而也要注意。

在低海拔山岭地区（海拔低于1 800m）逗留（或居住）的人运动耐受性会比较好，因此建议大部分心脏病患者在这种地势下运动。近期有心肌梗死发作（发生在4周时间以内）、不稳定型心绞痛、充血性心力衰竭、心律不齐，或严重心脏瓣膜病及高血压病没得到控制的患者是禁忌在中等海拔（1 800～3 000 m）下运动的。而其他大部分心脏疾病患者，在这种海拔高度运动时，经过几天气候环境适应后，只要避免情绪波动、暴露在冷空气下、餐后运动，做好血压监控就不会出现太大的风险。

在诊断为心脏病的情况下，心脏病专家将根据静息心电图、运动心电图、超声心动图和Holter测试（24小时连续监测心电图）等基础检查来确定是否需要进一步检查，以最小化与体育锻炼有关的风险，并考虑锻炼方案。要知道，未来出现并发症的可能并不能完全排除，采取适当的锻炼也是有很多好处的。

大部分心脏疾病患者，特别是心肌梗死后缺血性心脏病的患者，是推荐运动的，这时需要心血管疾病康复中心给予指导。在康复中心，首先会对患者进行一个严谨的评估，主要是通过心肺功能检测来评估心脏功能及呼吸功能。然后在专业物理治疗师的指导下，进行康复训练。在心血管疾病康复中心，心理医生和营养师也可以给患者提供心理和营养上的建议。

对于那些具有较多心血管危险因素或心力衰竭的患者，医生应该以最严谨的态度和最仔细的检查，来确定这类患者是否能进行有危险的运动。

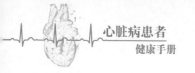
十、中医传统运动

古代已有适量运动有益健康但不能太过的记载。如《三国志·华佗传》中记载："人体欲得劳动，但不当使极尔，动摇则谷气得消，血脉流通，病不得生，譬犹户枢不朽是也。"

中医传统运动将人体的形体活动、呼吸吐纳、心理调节相结合。中医学认为人的身体并不仅仅是物理意义上的身体或肉体，还和人的精神意志及自然环境等密切相关，所以中国古代便有"天人合一""形神统一"。导引术六字诀、太极拳、八段锦、五禽戏等中医健身锻炼方法注重练身、练气、练意三者之间的紧密协调，动作平稳缓和，对提高心脏病患者的活动耐量，提高生活质量有着积极的作用。

（一）六字诀

六字诀是一种吐纳法。它是通过呬、呵、呼、嘘、吹、嘻6个字的不同发音口型，唇齿喉舌的用力不同，以牵动不同的脏腑经络气血的运行。它的最大特点是：强化人体内部组织的功能，通过呼吸导引充分诱发和调动脏腑的潜力来抵抗疾病。现代通过人体物理学研究方法，证实在发不同字诀时，可以引起人体上中下三焦不同的共振，这为六字诀能治疗不同脏腑疾病提供了一定的生物物理学基础。六字诀具有简单易学、不需要设备、不需要较大场地等特点。

南北朝时期陶弘景发明长息法。他在《养性延命录》一书中说："凡行气，以鼻纳气，以口吐气，微而行之名曰长息。纳气有一，吐气有六。纳气一者谓吸也，吐气六者谓吹、呼、嘻、呵、嘘、呬，皆为长息吐气之法。"唐代名医孙思邈进一步发展了六字诀，按五行相生之顺序，配合四时之季节，编写了六字诀歌，奠定了六字诀治病之基础。

歌云：

春嘘明目夏呵心，秋呬冬吹肺肾宁。

四季常呼脾化食，三焦嘻出热难停。

发宜常梳气宜敛，齿宜数叩津宜咽。

子欲不死修昆仑，双手摩擦常在面。

明代太医院的龚廷贤在《寿世保元》中也谈到六字诀治病。书中说："不炼金丹，且吞玉液，呼出脏腑之毒，吸入天地之清。"又说："以六字诀治五脏六腑之病。其法以呼字而自泻去脏腑之毒气，以吸气而自采天地之清气补气。当日小验，旬日大验，年后百病不生，延年益寿。卫生之宝，非人勿传。呼有六曰：呵、呼、呬、嘻、嘘、吹也，吸则一而已。呼有六者，以呵字治心气，以呼字治脾气，以呬字治肺气，以嘘字治肝气，以吹字治肾气，以嘻字治胆气。此六字诀，分主五脏六腑也。"下面介绍调理心气的"呵"字诀。

预备式：两脚平行站立，与肩同宽，头正颈直，含胸拔背，唇齿合拢，松腰松胯，双膝微屈，全身放松，呼吸自然。

起式：屈肘，掌心向上，托至胸前，两掌内翻，缓缓下按，至肚脐前，目视前下方，屈膝下蹲，身体后坐，两掌外翻，向前拨出，臂成弧形，两掌内翻，起身，两掌收拢至肚脐，虎口交叉，轻覆肚脐，静养片刻。两掌上托时吸气，下按向前拨出时呼气。

呼吸法：顺腹式呼吸，先呼后吸，呼气时读"呵"字，以"细、匀、深、长"的方式由口缓慢吐气，同时提肛，体重移至足跟。

呼气念"呵"字，足大趾轻轻点地；提肘屈膝下蹲，两掌向前下方，约45度插出，两掌相靠成"捧掌"，约与肚脐同高，两膝伸直曲肘。两手掌捧至胸前，掌心向内，两肘外展，约与肩同高，两掌内翻，掌背相靠，缓缓下插，吐"呵"字音，下插至肚脐时，屈膝下蹲，两掌向外，向前拨出，两臂成圆形，"呵"为舌音，发生吐气时，舌体上拱，舌边轻贴上槽牙，气从舌与上颚之间缓缓呼出，两掌捧起时鼻吸气，插掌外拨时吐"呵"字音。

调息：每个字读6遍后，调息1次，以稍事休息，恢复自然。

呵气功可治疗心悸、心绞痛、失眠、健忘等心系疾病。

（二）太极拳

太极拳属于小到中等强度的有氧运动，可增加老年人身体的柔韧性，可缩短

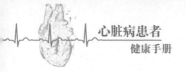

改变或调整姿势所需要的时间，加强身体重心的控制与动态平衡能力，从而有效防止跌倒。在心肺功能方面，太极拳可改善心脏的泵血功能、降低心肌耗氧量、改善心肺功能。另外，由于太极拳具有舒缓和心神合一的运动特点，在情绪调整方面也有较好作用。一项荟萃分析表明，太极拳是一种安全的防治冠心病的运动形式。

操练太极拳过程中应做到：①心静体松，即练习太极拳时，思想上排除杂念，让全身关节、肌肉等达到最大限度的放松状态；②圆活连贯，指肢体的连贯及动作之间的衔接，是对柔韧性及协调性的训练；③呼吸自然，指呼吸匀细，徐徐吞吐，与动作自然配合。在心脏康复中，太极拳适用于有一定学习能力且无明显膝关节疾病的患者。推荐太极拳运动每日或隔日 1 次，强度以自感劳累分级（RPE）11～13分为宜。

（三）八段锦

八段锦是一套独立而完整的健身功法，可以起到调理脏腑和经络气血的作用。八段锦功法分为八段，每段一个动作，练习无须器械，无须场地，简单易学。研究显示，练习八段锦可增强老年人的心脏射血功能，提高心排血量和每搏输出量，并降低静息状态下的心肌耗氧量，改善血管弹性，对血压、血糖、血脂亦可产生积极的影响。另外，八段锦又兼具调神、调心的特点，在一定程度上可改善睡眠、缓解不良情绪。通过练习八段锦可以使身体处于轻松舒适、呼吸柔和的状态。此外，还有十二段锦，又称"坐式八段锦"，体质严重衰弱或不便站立行走者可练习。推荐隔日 1 次，强度以RPE 11～13分为宜。

（四）什么时候运动好

《素问·生气通天论》曰："阳气者若天与日，失其所则折寿而不彰，故天运当以日光明。是故阳因而上，卫外者也。"又曰："阳气者，精则养神，柔则养筋。"动而生阳，静而生阴，一动一静，互为其根。从四季来讲，春夏最适合运动；从一天来讲，白天最适合运动。

《素问·生气通天论》记载："故阳气者，一日而主外，平旦人气生，日中而阳气隆，日西而阳气已虚，气门乃闭。是故暮而收拒，无扰筋骨，无见雾露，反此三时，形乃困薄。"人的活动，如果违反了一天之内这3个时间的阳气盛衰规律，就会遭到邪气侵扰，而发生疾病，使身体憔悴衰弱。

一年之中健身运动在于春夏，《素问·四季调神大论》曰："春夏养阳，秋冬养阴。"春夏季是运动的最佳时节。特别是春季，春暖花开，空气清新，万物生机勃发，有利于人体吐故纳新，应加强户外锻炼，让身体沐浴在春光之中，最大限度地汲取大自然的活力，以充生机。相反，秋冬季节运动强度要相应减小，《老老恒言》说："三冬天地闭，血气伏，如作劳出汗，阳气渗泄，无以为来春发生之本，此乃致病之原也。"

（五）关于餐后运动

1. 饱食后不宜坐与卧

《养性延命录》云："饱食，不用坐与卧，欲得行步，务作以散之。不尔，使人得积聚不消之疾，及手足痹蹶，面目黧皯，必损年寿也。"提示我们饱食后不宜坐着或躺下，应适当散步。

2. 饱食后应当散步，速度不宜过快

饱食后应当散步，速度不宜过快。饭后食物会停留在胃中，如果缓行数百步就可以帮助胃更好地受纳水谷，并将腐熟后的水谷输送到脾，使食物得到进一步的消化吸收。《老老恒言》云："饭后食物停胃，必缓行数百步，散其气以输于脾，则磨胃而易腐化。"简而言之，就是饭后散步有助于消化。唐代医家孙思邈在《千金要方》里讲："饮食后应慢行数百步，以手按摩腹部数百遍，以消食畅气，但使人能食且百病不生，有所修为而精神愉快。"民间有句俗语"饭后百步走，活到九十九"，讲的就是这个道理。

3. 饭后不宜急走

《老老恒言》云："饱食后不得急行，急行则气逆，不但食物难化，且致壅塞。"餐后血液集中到胃部，急行不但食物消化受到影响，而且易导致胃肠功能紊乱，出现"气逆""壅塞"等症状。

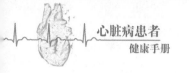
（六）运动相关系统疾患的辅助治疗

推拿疗法：具有扩张血管、增强血液循环的作用。膝关节是人体最大的承重关节，国内部分心脏康复中心采用擦、揉、点、按等手法，在运动康复后进行推拿按摩，以达到保护膝关节的目的。推荐穴位：膝阳关、血海、曲泉、内外膝眼、足三里、阳陵泉、阴陵泉、委中、梁丘。每天2次，每次10分钟。

误区

♥ 只通过节食的方式减重，而没有增加运动量，或反之

♥ 觉得自己年纪过大或疾病过多而不能开始运动康复训练

♥ 运动训练方案强度过大

♥ 没有按照运动训练计划（设计每周训练频率和运动量的计划）进行运动

♥ 轻视热身阶段及运动后的放松阶段的重要性

♥ 在饱食后运动，在环境恶劣、太热或自身不适应的高海拔地区进行运动

♥ 心脏病发作后，认为运动会伤害身体而不是对身体有利

♥ 具有多风险的心脏病患者：在没有临床或仪器监控的情况下就进行运动

第四章

适合心血管疾病患者的饮食

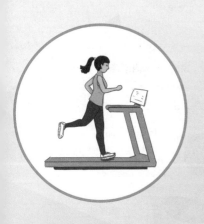

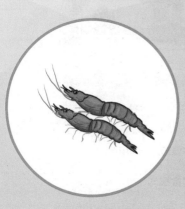

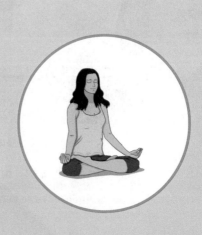

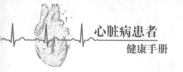
一、限制脂肪摄入量

　　大部分的心脏病是冠状动脉粥样硬化引起的，经解剖发现冠状动脉粥样硬化的血管壁内有脂肪，并且血胆固醇越高，越容易患冠状动脉粥样硬化。

　　就营养学角度而言，居住在地中海沿岸的人是幸运的，因为地中海饮食模式是世界公认的健康饮食模式之一。地中海饮食模式（图4.1）富含对人体健康更有益的不饱和脂肪酸，而饱和脂肪酸含量较低（表4.1）。

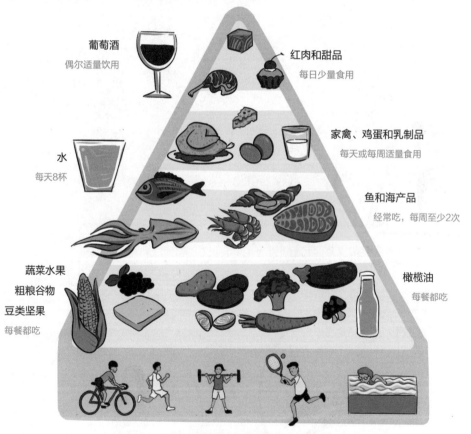

图4.1　地中海饮食模式

表4.1　不同类型的脂肪酸

脂肪酸类型	相关食物
单不饱和脂肪酸	·橄榄与橄榄油 ·花生油 ·杏仁 ·榛子、开心果、南瓜籽、松仁 ·牛油果
饱和脂肪酸	·全脂奶 ·黄油 ·奶酪 ·冰淇淋 ·红肉 ·油和椰子
多不饱和脂肪酸	·玉米和大豆油 ·鱼油
反式脂肪酸	·人造黄油 ·油炸食物

　　在同等热量的情况下，橄榄油优于黄油，橄榄油因富含单不饱和脂肪酸，可起到降胆固醇的作用。而其他含有单不饱和脂肪酸的杏仁和花生油，也推荐摄入，不过因其热量高，需要控制摄入量（表4.2）。

表4.2　营养物质推荐摄入量

物质	推荐摄入量
饱和脂肪酸	低于总热量的70%
多不饱和脂肪酸	高于总热量的10%
单不饱和脂肪酸	高于总热量的20%
总脂肪酸	总热量的25%～35%
纤维	每天20～30 g
蛋白质	接近总热量的15%
胆固醇	每天少于200 mg

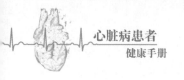

　　全脂牛奶虽含有丰富的饱和脂肪酸，但饮用低脂或全脱脂牛奶，也可以获取其中的优质蛋白质和矿物质（特别是钙）。此外，含大量脂肪酸和胆固醇（包括盐分）的奶酪等乳制品，在日常的饮食中应减少摄取，除非是乳清干酪，它不但含有我们同样所需的蛋白质和钙，其脂质含量也在我们人体可接受的范围。最后，尽可能选择新鲜的奶酪，由于其水分更充足，每克所含的脂肪酸会更低。

　　肉类的摄入要适量，毕竟它们含有大量的胆固醇和饱和脂肪酸。白肉（鸡肉、火鸡肉）是首选，因为每份白肉所含的脂肪酸，有一半集中在皮肤上，可轻松去除。猪肉的脂肪则处在红肉和白肉之间，虽然伴有大面积脂肪酸，但其肌肉部分并非特别油腻，因此肉眼可对两者轻易区分并进行去除（图4.2）。

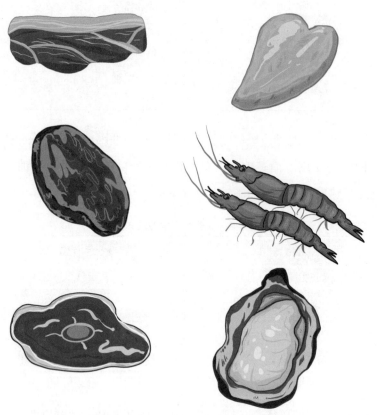

图4.2　红肉（左）与白肉（右）

　　尽管有些鱼类（如章鱼和墨鱼）的胆固醇含量很高，甚至超过了普通肉类，但所有的鱼类都是被推荐食用的。与此同时，鱼油作为一项非常重要的补充成分，其含有丰富的抗氧化物质，对减少胆固醇的堆积可发挥巨大的作用。

食物的烹饪方式，有无添加油脂，也同样值得考量。最糟糕的方法是油炸或添加黄油，而最佳的方式则是水煮。部分食物营养成分见表4.3。

表4.3　营养成分表

100g食物	饱和脂肪/g	胆固醇/mg	总脂肪/g	热量/cal
肉包子	1	29	5	205
素水饺	<1	21	5	147
西红柿鸡蛋面	<1	83	2	101
红烧排骨	7	79	18	217
红烧豆腐	<1	<1	5	98
馄饨	3	66	7	230
炖牛排	3	73	8	185
去皮烤鸡	1	64	4	130
带皮烤鸡	3	71	19	189
带皮烤火鸡	3	87	11	200
烤鳕鱼	<1	47	<1	89

二、减少糖分

糖是一种主要的能量来源，以多种形式存在，糖类物质通过消化和代谢转化为葡萄糖，其进入血液后，称为血糖，是一种可被迅速利用的能量来源。过剩的葡萄糖，会刺激胰岛大量分泌胰岛素。而胰岛素会促使肝脏合成胆固醇和一种脂蛋白脂肪酶，该酶有助于脂肪在脂肪细胞内储存。这种对高热量物质的捕获和储存机制在所有动物中，包括人类，都有助于储存寒冷天气中所需的能量。

然而，在现代化社会中，单糖食物持续不均衡摄入反而成为影响我们健康的重大问题。常见单糖食物有水果、蜂蜜、果酱和果汁等。过多的单糖摄入可能引起血糖水平剧烈波动，会导致体重增加和肥胖。因此，糖尿病患者应当尽可能避

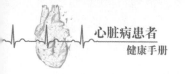
免摄入单糖，普通人应限制单糖摄入。同时，也要减少从食物中摄取大量的多糖，多糖能够稳定地释放能量和补充膳食纤维，但是大量摄入会导致热量过高和体重增加。同时，摄入过多过度加工食品也不利于身体健康，比如面食虽然不含脂肪，但富含高能量的糖分。

三、增加纤维

近年来，人们越来越注重膳食纤维的摄入，膳食纤维所带来的益处很多，众所周知纤维可以促进排便，可通过增加残渣体积，加快它们通过肠道的速度。实际上，纤维还有降低冠状动脉疾病风险的作用，以及2种常见的肿瘤疾病：结肠癌和乳腺癌。

纤维主要有2类，都来自天然蔬菜中：分别是可溶性纤维和不溶性纤维。

可溶性纤维对心脏病患者最有益，因为它们可降低胆固醇水平，通过将糖分留在肠道中，以减缓对糖分的吸收，这对糖尿病患者有一定的益处。可溶性纤维较丰富的食物是豆类和水果。

由于不溶性纤维具有附着在肠道的能力，可用于预防便秘、憩室炎和结肠癌，它们主要来自麸皮、薯类、蔬菜及糙米等。

无论是哪一种纤维，我们都应该有规律地多吃，并多喝水。纤维可以填充胃部，让人有饱腹感，从而减少总热量的摄入。因此可以在餐前食用大盘沙拉作为开胃菜，如果用醋或柠檬调味则更好。

四、减少酒精的摄入

有研究证实红葡萄酒不仅具备抗氧化特性，还在定期适量饮用的情况下（女性每天1杯，男性每天2杯）能够促使一些与血栓相关的物质如高密度脂蛋白胆固醇（HDL）和组织型纤溶酶原激活物（TPA）增加，从而有利于血栓的溶解。

然而，即使摄入量远低于建议标准，我们仍应重视酒精带来的危险。酒精具有肝毒性，可能导致肝细胞损伤甚至肝硬化。它还会引起甘油三酯水平上升，可能导致胃炎、胰腺炎，甚至急性酒精中毒。

同时，需要注意酒精是高热量的物质，在减重过程中应予以考虑：红葡萄酒约含80～90 kcal/100 mL（略低于白葡萄酒），啤酒含30～40 kcal/100 mL，其他一些酒类约含60～80 kcal/100 mL。

特别值得注意的是，正在服用药物的患者应留意酒精可能对药物吸收的影响：例如，酒精可能加重β受体阻滞剂或硝酸酯（如硝酸甘油）引起的血压下降；对于那些服用他汀类药物以降低胆固醇的患者，酒精可能增加肌肉和肝脏损伤的风险。

五、合理膳食指南

无论我们的目标是减重，降血脂，还是控制血糖，都可以通过合理膳食来实现。决定我们每天吃什么、吃多少的因素之一是对热量的需求。理论上，人体所需要的热量值除了维持基本的生命活动以外，还取决于年龄、性别、体重、身高、劳动强度，以及疾病的历史和目前的状况。一般来说，我们可以认为：①低热量饮食为每天摄入1.2 kcal，适用于肥胖以及久坐的成人，且在一段时间后（不要太长）对其具体情况进行评估；②一般热量饮食，或维持生命活动的基本饮食，其热量的摄入约为1.6 kcal（表4.4），适用于大多数进行轻体力活动的正常体重人群。对于已经减掉了至少10%的肥胖人群而言，正常卡路里饮食相当于一种减肥饮食。进行体力活动可以增加大约0.2 kcal的热量消耗，足够维持目标体重，并且繁重的工作或娱乐活动也可以增加很多热量消耗。

然而，任何饮食计划都应定期得到营养师的评估和调整；下面的饮食建议不能替代专业人员的指导，仅供参考。1.6 kcal饮食组成：糖类232 g（55%）；蛋白类73 g（18%）；脂类49 g（27%）。其中纤维类30 g，胆固醇少于200 mg。

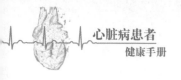

表4.4　1.6 kcal饮食表

餐次	食物
早餐	牛奶（250 mL、加燕麦片25 g） 咸面包35 g（熟重） 鸡蛋1个
加餐	时令水果200 g（削皮的新鲜水果）
午餐	米饭100 g 炒笋丝（鸡丝50 g、笋丝100 g） 炒菠菜（木耳10 g、菠菜150 g） 番茄鸡蛋汤（番茄100 g、鸡蛋30 g）
加餐	全麦面包40 g
晚餐	米饭100 g 冬瓜肉末（猪肉50 g、冬瓜200 g） 炒卷心菜（卷心菜100 g、豆腐干25 g）

多样化饮食调整就是在总体热量摄入不变的情况下，根据个人口味喜好来调整食物。比如60 g全麦面包可以换成120 g中等分量的大麦片粥或者150 g土豆；100 g兔肉、鸡肉、瘦牛肉可以换成120 g的金枪鱼；100 g香蕉、葡萄和150 g苹果、梨子、柑橘、李子、樱桃、新鲜菠萝、奇异果的热量相同。

注意：

● 红酒或啤酒：1杯（150 mL）10~11°酒精的红酒含0.1 kcal、1杯（150 mL）3°的啤酒含52 cal；

● 除非有特殊要求，否则就不需要太注意咖啡及茶的摄入量；

● 食物重量应为未烹煮之前的可食用部分的重量；

● 鱼肉及红肉应该用焖、炒、蒸的方法来做，禽肉应去皮；

● 蔬菜做法应为生拌、蒸、焖；

● 少食多餐（3餐后加2~3次小食）；

● 1周时间内，要吃不同类型的食物（4次红肉、3次鱼肉、3次奶制品、1次蔬菜）；

● 多吃富含纤维的食物（蔬菜及天然食品）；

● 只使用精炼橄榄油，或者葡萄籽油、玉米油、酱油之类；

● 以下食材可以随意使用：辣椒、肉桂、醋、葱、姜、蒜、香菜。

特殊疾病饮食法

糖尿病：需排除或只可适量食用的食物

● 糖、大多数甜食如巧克力、可可、糖果、冰淇淋；

● 糖霜、蜂蜜和果酱；

● 油或水果蜜饯、香蕉、栗子、葡萄、无花果、大枣、果汁、干果；

● 蛋黄酱、调味酱、香肠、奶油、油浸腌制食品，富含脂肪和卡路里的食物；

● 饮料（无论是苦的还是保健型的，或是不加糖的）、助消化饮品、苦味啤酒；

● "糖尿病"食物不能自由食用，而应在饮食餐单中进行规划。

血脂异常：需排除或适度食用的食物

● 饮料：葡萄酒、啤酒、果汁、"减肥"饮料；

● 全脂牛奶、全脂酸奶；

● 淀粉类：面食；

● 未脱脂的肉汤；

● 含油或黄油的面包、含脂肪的饼干；

● 糖、大多数甜食如巧克力、可可、糖果、冰淇淋、饼干；

● 肉类：猪肉、鹅、鸭、鸡、羊肉，及其内脏；

● 海鲜：鳗鱼、鲭鱼、龙虾、鲱鱼、鱿鱼、虾、贻贝、软体动物、甲壳类动物、鳕鱼或鳕鱼干、鱼油、鱼子酱；

● 鸡蛋：煮鸡蛋、蒸水蛋。

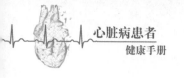

六、中医的饮食

（一）营养是维持人体生命的基本物质

食物进入人体，经过胃纳脾运的消化吸收后，转变成水谷精微，水谷精微进一步化生为气、血、精、津、液等，对人体进行滋养，使生命活动得以延续，气血精津液是发挥营养作用的基本物质，正如《备急千金要方》说："安生之本，必资于食，不知食宜者，不足以存身也。"

（二）五味调和，营养均衡是健康的保证

中医学认为阴精的产生，来源于饮食五味，但是，贮藏阴精的五脏，也可以因为五味太过而受到伤害。所以，应当慎重地调整饮食五味，使它不要过多、过少，调配适当，这样就能使骨骼坚固正直，筋脉柔和灵便，气血充足流畅，肌肉丰满，皮肤致密，身体健康强壮。《素问·生气通天论》记载："阴之所生，本在五味；阴之五宫，伤在五味，……是故谨和五味，骨正筋柔，气血以流，腠理以密，如是则骨气以精，谨道如法，长有天命。"饮食不当又会导致各种慢性疾病的发生，特别是心血管疾病，世界卫生组织报告显示影响健康和寿命的因素中饮食、生活方式约占60%。北宋哲学家康节先生诗云："爽口物多终作疾，快心事过必为殃。知君病后能服药，不若病前能自防。"

（三）四气五味是饮食营养的基本性质

中医学认为食物也有"四气"和"五味"。四气五味理论，是指导饮食营养的重要依据。四气又称四性，即寒、热、温、凉4种不同的性质，其中寒与凉、热与温有其共性，只是程度上的不同，症状反应为寒性的疾病，宜选用温热的食物，症状反应为热性的疾病，宜选用寒凉的食物。

从常见食物来看，平性食物居多，温凉性次之，大寒、大热性更次之，有明显偏性的就属药物了。温热性食物多有温经、助阳、活血、通络、散寒、补虚等

作用，适合寒证选用，如生姜、韭菜、辣椒、羊肉、鸡肉；寒凉性食物多有滋阴、清热、泻火、凉血、解毒作用，适合热证选用，如西瓜、白菜、冬瓜、萝卜、苦瓜、丝瓜、梨、绿豆等。

（四）四季饮食

四季气候的变化，会影响人体的生理，饮食结构也应该顺应四季而变化，使人体能够利用饮食来调节身体状况。酸味五行属肝木之味，苦味五行属心火之味，辛味五行属肺金之味，咸味五行属肾水之味，甘味五行属脾土之味。五味与四季有密切的关系，相互对应，即春属木，夏属火，长夏属土，秋属金，冬属水。

无论四季，五味不可偏多。《抱朴子》曰："酸多伤脾，苦多伤肺，辛多伤肝，咸多伤心，甘多伤肾。"此五味克五脏，乃五行自然之理也。五行相克规律是，木（肝）克土，火（心）克金，土（脾）克水，金（肺）克木，水（肾）克火。咸味属水，水克火，火在五脏属心，如果过多地食用咸味，就会伤害心脏，因而引起血脉凝涩不通畅，使本来红润的面色，变为黧黑，是由于五味偏嗜所造成的损伤。《素问·生气通天论》："味过于咸，大骨气劳，短肌，心气抑。"《素问·五脏生成》："是故多食咸，则脉凝泣而变色。"

1. 春季饮食以升为主

当春之时，其饮食之味，宜减酸益甘。春季为人体肝气当令，而肝脾关系最密，也就是说春季肝气旺则会影响到脾，所以春季容易出现脾胃虚弱病症。当春天来临之时，人们要少吃点酸味的食物，而要多吃些甘味的饮食，这样做的好处是能补益人体的脾胃之气。根据春季阳气升发的特点，宜选辛、甘、温之品，辛甘之品有助于升阳，温食有助于护阳，且又要清淡。符合《黄帝内经》里提出的"春夏养阳"的原则。因此，在春季膳食调配上，应多食用一些芽菜类和新鲜蔬菜，如豆芽、香椿芽、韭菜、刺嫩芽、春笋及菠菜、芹菜等各种绿色蔬菜。在动物性食品中，应少食肥肉等高脂肪的食物，可以吃类似母鸡、蛋、牛奶等含蛋白质丰富的食物，用来调补身体。在味道上，春季应少吃辛辣刺激性强的食物。

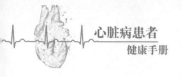
2. 夏季饮食以清为主

饮食之味，当夏之时，宜减苦增辛。夏季，要少吃点苦味的食品，要多吃些辛味食品，这样做的好处是有助于阳气的升发。谚语有冬吃萝卜夏吃姜之说，夏天多吃姜，符合《黄帝内经》里所指出的"春夏养阳"。根据夏之"繁秀"的特点，气候炎热，宜以辛凉清补食物为主，如补而不腻的食品，植物性主食及多种绿叶蔬菜、水果等。夏天又是多雨季节，暑湿当令，食欲不佳，可食用赤豆、薏米等煮粥，既健补脾胃、化除湿邪，又可以及时补充水分和营养物质。此时的饮食应以甘寒清淡、利湿清暑、少油之品为宜。如西瓜、冬瓜、绿豆汤、酸梅汤、薄荷汤、绿茶等均为清热利暑、利湿养阳之品，都是不可缺少的，但不可太过。

虽然夏季是一年里阳气最盛的季节，新陈代谢旺盛，人体阳气外发，气血运行也相应地旺盛起来，但伏阴在内，切勿贪凉损伤脾胃。汪绮石在《理虚元鉴》里指出："夏防暑热，又防因暑取凉，长夏防湿。"饮食养生应在盛夏防暑邪，在长夏防湿邪，同时又要注意保护人体阳气，防止过分贪凉，从而伤害了体内的阳气。夏至以后，秋分以前，外则暑阳渐炽，内则微阴初生，最当调停脾胃，勿进肥腻食物。

3. 秋季饮食以平为主

当秋之时，其饮食之味，宜减辛增酸。秋季，少吃辛味的食物，而要多吃些酸味的饮食。秋天由于阳气渐收，而阴气逐渐生长，秋季饮食养生皆不能离开"收养"这一原则，也就是说，秋天养生一定要把保养体内的阴精作为首要任务。正如《黄帝内经》所说，"秋冬养阴"，所谓秋冬养阴，是指在秋冬养收气、养藏气，以适应自然界阴气渐生而旺的规律，从而为来年阳气生发打基础，不应耗精而伤阴气。秋季，人们食欲大增，因为在夏季消耗的体力要靠此季节增加营养来补充。因此，秋季宜食甘润平和之品，即"平补"，秋天是收获的季节，果实丰盛，如石榴、沙果、苹果、莲子、黑芝麻、核桃、白果、萝卜、梨、枇杷、南瓜、山药等根据身体情况进行平补，有许多适宜的食品可以选择。

4. 冬季饮食以滋为主

当冬之时，其饮食之味，宜减咸而增苦。冬季宜少吃咸味食物，适量增加苦味的食物以养心。冬三月草木凋零，冰冻虫伏，是自然界万物闭藏的季节，人体的阳气也要潜藏于内。因此，冬季饮食养生的基本原则是要顺应体内阳气的潜藏，以敛阳护阴为根本。所以冬季食补应该顺应自然，选择食物注意益气补阳及"血肉有情"之品，以增强机体抗御风寒和外邪的能力，如选冬季滋补佳品牛肉、羊肉滋养脏腑，增加营养。另外，严寒天气，人体的代谢相应减慢，皮肤的血管收缩，散热少了。在饮食调配上，就要增加一些厚味，如炖肉、熬鱼、火锅等，绿色蔬菜当然是不可缺少的。

一年四季，各有各的饮食养生原则，补要得法，补要辨证，补要因人、因时制宜，不盲目进补，才能真正达到健身祛病、益寿延年的目的。

（五）辨证施膳

辨证施膳是中医药膳疗法的特色和优势，它是以中医辨证论治为基础，根据患者不同证候，利用食物的性味来调整阴阳偏盛偏衰，将药疗和食疗有机地结合，以达到辅佐药物、扶正气、祛病邪、恢复健康的目的。中医理论认为，"药食同源"，食物与药物一样也具有四气五味，因性味的不同，表现的升降沉浮、归经和功效也不同。因此，必须强调辨证施膳，选择适合病情的药膳处方。《素问·藏气法时论》记载："毒药攻邪，五谷为养，五果为助，五畜为益，五菜为充，气味合而服之，以补精气。" 辨证施膳既非单纯药疗，亦非纯粹食养，是药性食味兼而取之，变药为食，以食代疗，药借食味，食助药效，相辅相成而发挥其协同作用。

在平衡膳食的基础上，还要注意气味调和，"虚则补之""实则泻之""寒者热之""热者寒之"，运用食物达到补虚、泻实、调整阴阳的目的。

（1）气虚体质：体倦乏力，少气懒言，语声低微，自汗舌淡，脉虚弱等。推荐食物：党参、黄芪、白术、山药、扁豆、大枣等。

（2）阳虚体质：形体白胖，畏寒肢冷，舌淡，脉沉迟等。推荐食物：羊肉、鸡肉、狗肉、核桃等。

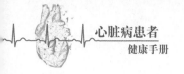

（3）阴虚体质：形体消瘦，口燥咽干，五心烦热，舌红少苔，脉细数等。推荐食物：糯米、乳制品、燕窝、银耳、海参、甘蔗，少食用葱、姜、蒜、辣椒等辛辣食物。

（4）血虚体质：面色苍白无华，口唇淡白，头晕眼花，心悸失眠，舌淡，脉细。推荐食物：熟地黄、龙眼肉、当归、桑椹等。

（5）血瘀体质：面色晦暗，口唇色暗，肌肤甲错，舌黯或有瘀斑，脉涩。推荐食物：桃仁、山楂、丹参、油菜、黑大豆。

（6）痰湿体质：体型肥胖，身重如裹，痰多，口中黏腻，舌体胖，苔白滑腻，脉滑。推荐食物：萝卜、紫菜、海蜇、扁豆、茯苓、薏苡仁、赤小豆、车前草。

（7）气郁体质：平素性情急躁易怒，易于激动，善叹息，舌淡红，苔白，脉弦。推荐食物：佛手、陈皮、橙子、玫瑰花。

（8）阳盛体质：形体壮实，面赤烦躁，喜凉怕热，口渴喜冷饮，舌红，脉实。推荐食物：黄瓜、冬瓜、西瓜、绿豆、白菜、梨、莲子心等。

（六）饭吃八分饱

如果饮食过量，肠胃就会受到损伤，《素问·痹论》曰："饮食自倍，肠胃乃伤。"脾胃为后天之本，气血生化之源，饮食过量首先影响脾胃纳运，脾的运化失常则易生湿痰等病理产物。如《养性延命录》曰："当少饮食，饮食多则气逆，百脉闭，百脉闭则气不行，气不行则生病。"《素问·五常政大论》曰："谷肉果菜，食养尽之，无使过之，伤其正也。"

（七）定时定量，少食多餐

古人认为进食应该定时定量，少食多餐，过饱则易损伤脾胃而患病，也增加心脏负担。《寿亲养老新书》曰："尊年之人，不可顿饱，但频频与食，使脾胃易化，谷气长存。若顿令饱食，则多伤满。缘衰老人肠胃虚薄，不能消纳，故成疾患。"另外，不要等到很饿时再进食，也不要等到很渴了才饮水。《养性延命录》云："故养性者，先饥乃食，先渴而饮。恐觉饥乃食，食必多盛；渴乃饮，饮必过。"

（八）过午不食

古人认为早饭可饱，午后宜少食，至晚更必空虚。《老老恒言》云："见强午前为生气，午后为死气，释氏有过午不食之说，避死气也。"研究显示，限定在8—14点之间进食，结果改变了皮质醇的昼夜模式和几个昼夜节律基因的表达。这种进食方式可以有效降低心脏病患病风险、增加脑源性神经营养因子、改善24小时血糖水平、改变脂质代谢和昼夜节律基因表达，还可以达到抗衰老功效。

须知

- ♥ 考虑我们摄取的食物的卡路里、脂肪和糖分
- ♥ 不能只用眼睛判断食物的重量
- ♥ 把控脂肪的质量，优选植物来源脂肪，并限制其食用量
- ♥ 多吃全麦、豆类、鱼、蔬菜和水果
- ♥ 每天喝充足的水（但肾脏和心力衰竭患者应该谨慎饮用）
- ♥ 少盐
- ♥ 控制饮酒，不要空腹喝酒
- ♥ 每日和每周的食物应当种类丰富

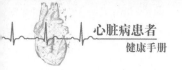

附：

每6.5g食物的胆固醇含量

序号	食物名称	含量/mg	序号	食物名称	含量/mg	序号	食物名称	含量/mg
1	猪脑	3100	32	牛肺	234	63	羊大肠	111
2	牛脑	2670	33	羊肺	215	64	鸽肉	110
3	鸡蛋粉	2302	34	对虾	214	65	炼羊油	110
4	鸭蛋黄	2110	35	黄鳝	213	66	肥猪肉	107
5	羊脑	2099	36	鸭胗	207	67	炼鸡油	107
6	鹅蛋黄	1813	37	猪心	201	68	牛舌	107
7	鸡蛋黄	1705	38	蛋糕	199	69	冰淇淋	102
8	鹌鹑蛋黄	1674	39	肥牛肉	194	70	兔肉	100
9	松花蛋黄	1132	40	猪大肠	180	71	牛油	89
10	鸭蛋	742	41	牛肉松	178	72	炼猪油	85
11	小虾米	738	42	羊羔（胚）	173	73	瘦猪肉	77
12	鹌鹑蛋	729	43	白鲢鱼肉	172	74	北京大腊肠	72
13	鸡蛋	716	44	羊心	171	75	火腿肠	70
14	虾皮	608	45	马哈鱼肉	169	76	粉肠	69
15	鸭肝	515	46	猪肉松	163	77	羊肉	65
16	羊肾	515	47	螺肉	161	78	瘦牛肉	63
17	鲜蟹黄	466	48	鸭肉	160	79	小肚	58
18	鲫鱼籽	460	49	猪肚	159	80	炼鸭油	55
19	墨斗鱼	430	50	鲫鱼	158	81	白虾（小）	54
20	鸡肝	429	51	牛心	152	82	酪干	51
21	螃蟹肉	420	52	鸡血	149	83	牛炼乳	39
22	牛肾	386	53	牛大肠	148	84	羊奶	38
23	猪肝	368	54	羊舌	147	85	脱脂牛奶粉	28
24	鸡肉	344	55	牛肚	132	86	海蜇皮	16
25	鸡胗	342	56	青鱼	132	87	牛奶	13
26	猪肺	341	57	鲤鱼	132	88	酸牛奶	12
27	羊肝	323	58	羊肚	124	89	牛乳酪	11
28	黄油	295	59	广式腊肠	123	90	海蜇头	5
29	牛肝	267	60	猪舌	121	91	海参	0
30	水发鱿鱼	265	61	甲鱼	115			
31	鱼肉松	240	62	大黄鱼	113			

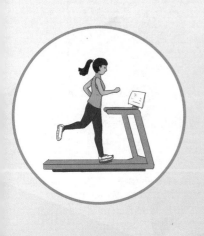

第五章

戒烟

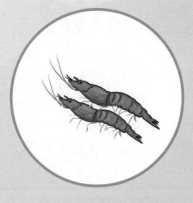

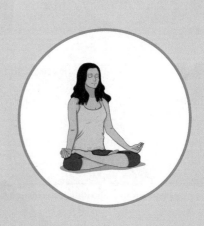

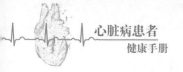
一、我们为什么会吸烟

吸烟可能会引发冠状动脉粥样硬化等心血管系统疾病，另外还可能导致患癌风险的增加及呼吸功能的逐渐衰退。俗话说，知己知彼，百战百胜，清楚为什么吸烟并找到戒烟的方法，才是"积极"的做法。

首先，尼古丁激活特定的脑部激素，如肾上腺素、多巴胺、乙酰胆碱和去甲肾上腺素，对提高注意力、专注力、反应速度和精确度有决定性作用。其次，尼古丁与促进基础代谢和减少饥饿感息息相关，这就是吸烟者通常体重过轻，戒烟后肥胖的原因。最后，尼古丁刺激β-内啡肽分泌，其有一定的抗抑郁效果，可提高痛阈值和幸福感，所以每当血液中尼古丁浓度降低时，吸烟者就想通过吸烟让尼古丁再次进入血液。

二、评估成瘾情况

在试图了解是否真的想戒烟之前，明白吸烟有什么吸引力，以及我们是如何上瘾的很重要。以下量表可以评估吸烟依赖度（表5.1）。

表5.1　尼古丁依赖度检测量表

序号	问题	0分	1分	2分
1	睡醒后多久开始吸第一支烟？	半小时后	半小时内	
2	是否觉得在禁烟场所难忍烟瘾?	否	是	
3	哪支烟是非吸不可的？	任何时候都可以不吸	早晨醒后的一支烟	
4	每天吸多少支烟？	1～15支	16～25支	多于26支
5	早晨是否比其他时候吸烟多？	否	是	
6	卧病在床还会吸烟吗？	否	是	
7	吸烟频率?	从不	经常	总是
评分				
≥6分		强依赖		
≤5分		低或中度依赖		

摘自：Fagerström KO. Addictive Behaviors，Elsevier Scien. Kidlington UK，1978

如果您的烟瘾很大，戒烟当然是件难事，因为戒烟更像经历戒断综合征，在戒烟开始的2～3周，可能出现以下一项或多项症状：

● 焦虑

● 愤怒

● 抑郁

● 头痛

● 疲倦和注意力不集中

● 失眠

● 震颤

● 易饿

● 排痰性咳嗽（黏痰）

三、如何更好地戒烟

你可以与专科医生或者心理医生讨论吸烟的原因以及为何决定戒烟，他们会给出更实际的戒烟建议，为你制订更适当的戒烟策略。

（1）提早1～3个月时间准备戒烟，选个重要的日子、决心最大的时候开始戒烟（如生日、开始假期的那一天等），正式告知你的亲朋好友你已下定决心戒烟。

（2）尽可能让更多的亲戚朋友参与你的戒烟计划，让他们知道你的戒烟进展。

戒烟期间：

（1）尝试稍微减少吸烟数量，试着推迟早上吸第一根的时间或点着香烟前先等几分钟。

（2）记下自己一天内哪个时间段或哪种情况下最忍不住想吸烟。

（3）确定自己喜欢并打算戒烟那天起开始的娱乐活动或体育运动。

（4）开始自己的运动计划。原因有二：第一，开始戒烟后，运动能力有所增强，会有戒烟的成就感与喜悦感；第二，运动能帮助你在戒烟后减轻体重。

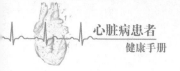
（5）列出你决定戒烟的原因，如希望过上健康长寿的生活、增强运动能力、改善性生活质量、减少经济支出、为家人着想，为孩子树立好榜样等，并铭记在心；

（6）吸烟时，试着想象污浊物进入肺部、动脉被堵塞、手指变黄、口臭、衣服和车都弥漫着难闻的烟草味。重复想象，之后告诉自己这一切很快会结束。

戒烟后：

（1）感到如释重负，有成就感。事实上，没有人可以让你成功戒烟，只有你自己才能督促自己戒烟。戒烟并非别人要求你，而是自己做主，不做烟草的奴隶。

（2）多吃水果蔬菜，多喝水，每天喝6～8杯水。有水钠潴留或肾衰竭的患者要注意摄水量。

（3）至少在戒烟开始时减少或者避免摄入酒精或咖啡，因为摄入酒精或咖啡会增加对尼古丁的需求。

（4）每次餐后刷牙，即使只吃了一点东西也要刷牙。

（5）明白所有你经历的不适症状会在大约20天以内消失，尤其是刚戒烟第一个星期的症状。

（6）如果你想吸烟，深呼吸几次，喝一杯水，和决定戒烟的人接触也会有所帮助。必要时，和成功戒烟的家人或朋友谈一下你现在的感受，会更有成就感。

（7）不要怕变胖，比起戒烟带来的好处，体重轻微上升算不了什么，增加体育运动即可减重，而且增加体育运动不会像以前那么累。

（8）要知道很多永久戒烟者在成功戒烟前，都是反复戒了又吸，吸了又戒。如果戒烟后重新吸烟，不要气馁，找出戒烟失败的主要原因，这能帮助您下次戒烟，最重要的是不要责怪自己。

（9）认识到错误就是成功的开始，可以适当放纵一下自己，开下自己戒烟失败的玩笑。一旦说服自己再次戒烟，要有更大的决心、更乐观的精神，因为通常第二次戒烟会比第一次要容易一些。

（10）需要明确的是，戒烟对一些人来说是极其困难的事情，但绝对是每个人都能做到的。

因心脏病发作住院戒烟一周的患者情况更特殊，常被病情分散了注意力，所以刚开始戒烟的那几天并不觉得困难。在出院前几天这些患者会开始出现戒烟后的不适症状，但医院不允许他们吸烟。无论如何，戒断症状会重新出现。不要觉得你已经胜券在握，并准备在临床症状改善特别是无性命之虞时重新开始吸烟。你的家人已经准备了最适合的环境来欢迎你健康归来，并且一定愿意帮助你戒烟。

如果有朋友想让你吸烟的话，或许他认为偶尔吸一根没什么关系，那这位朋友不仅忽视了吸烟的危害，并且忽略了成功戒烟后吸一根烟也会导致前功尽弃。不幸的是，很可能他并不是你真正的朋友，而是嫉妒你成功戒烟的人。

四、"外部援助"

对于"老烟枪"来说，有3种基本的外部援助措施：尼古丁、中枢神经系统活性药物和戒烟护理中心。

尼古丁，能够减少戒断综合征的影响，并且避免接触吸烟产生的其他有毒物质。尼古丁会令戒烟前几个星期较容易度过。但是，要记住的是，这是一种已查明有副作用的药物，所以必须严格按照说明书上的方法使用。此外，使用尼古丁时禁止吸烟。

尼古丁可以通过贴片经皮肤给药，嚼口香糖经口腔摄入，鼻喷雾剂或肺吸入器等经鼻、咽喉和肺黏膜吸入。这些方法各有优缺点。例如尼古丁贴片会刺激皮肤，需每24小时更换一次，保证药物缓慢和持续作用。嚼口香糖降低了想吸烟的欲望，但会引起胃灼热感。尼古丁贴片和嚼口香糖建议最多使用3～4个月，在最后阶段，用普通无糖口香糖代替尼古丁口香糖更有效。喷雾剂使用尼古丁剂量较少，吸收更快，但不推荐哮喘和支气管炎患者使用。模拟传统香烟的电子香烟含有汽化器，可加热含尼古丁的溶液，不具有烟草的其他化学成分，因此危害较

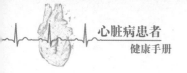
小。但是有关电子烟帮助戒烟的有效性证据基本和尼古丁贴片效果一样。

盐酸安非他酮是一种抗抑郁药，可增加血液中5-羟色胺浓度。吸烟者没有意识到，当5-羟色胺水平低于某一阈值时就想吸烟，而盐酸安非他酮能增加5-羟色胺浓度，降低吸烟欲望。戒烟前一周服用盐酸安非他酮，并持续使用8～12周。无论是单独使用还是和尼古丁化合物结合使用，都能显著增加成功戒烟的可能性。研究表明，无论是否患有抑郁，都可以使用盐酸安非他酮戒烟。

戒烟中心在许多国家逐渐普及，并且相当有效。除了称职的工作人员（主要是心理学家）能够提供个性化支持和辅助材料之外，还有与其他戒酒、戒毒中心一样的戒烟互助小组，这同样有良好效果。

误区

♥ 只担心吸烟的危害，不考虑为什么吸烟和为什么戒不了烟

♥ 在没准备好且信念不坚定的时候开始戒烟

♥ 第一次戒烟失败，就失去了所有以后能成功戒烟的希望

♥ 如果过去戒烟后重新吸烟，不考虑再戒烟

♥ 因为不想承认自己的软弱，拒绝"外部"（药理和/或心理）帮助

第六章

性行为

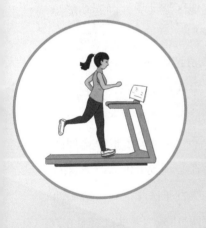

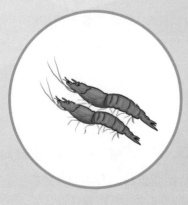

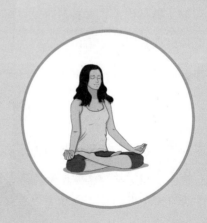

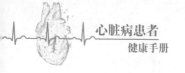
一、勃起机制及功能障碍的原因

阴茎血管丰富，在结构上，阴茎能够通过动脉血管扩张和静脉血管收缩的复杂机制对来自大脑的神经（心理和神经）冲动做出反应，引起血流量增加而充斥海绵体，这种机制是增加阴茎体积和硬度的基础。

勃起功能障碍在我国有较高的患病率。采用《中国人勃起功能指数问卷》作为调查问卷，北京、重庆及广州3个地区城镇成年男性勃起功能障碍总患病率为26.1%，其中40岁及以上人群的患病率为40.2%。采用《勃起功能国际问卷-5（IIEF-5）》作为主要调查工具，发现山东省、北京市成年男性勃起功能障碍的总患病率分别为25.8%和39.1%，40岁及以上人群的患病率分别为33.83%和54.5%。对流动人群的调查显示，广东顺德地区和东莞地区流动男性勃起功能障碍总患病率分别为32.2%和64.2%。

勃起功能障碍的定义是，难以达到勃起或难以维持勃起状态至满意的性关系结束。它通常以轻软的状态（轻微和中度状态）开始，并缓慢地勃起，直到完全变硬。心理因素可导致勃起功能障碍，即心理性勃起功能障碍，但更多的是由于器质性原因导致的，即器质性勃起功能障碍，包括血管、神经、激素等病理因素。有不少情况是在器质性勃起功能障碍的基础上，存在心理成分的影响，这是一个勃起功能障碍的混合性情况。勃起功能障碍也可能继发于医学治疗（医源性勃起功能障碍），包括使用药物，如：噻嗪类、抗醛固酮利尿剂、非选择性β受体阻滞剂（第一代）、各种抗抑郁药等。在直肠癌、膀胱癌和前列腺癌手术后，也可能会出现勃起功能障碍。

二、勃起功能障碍与心血管疾病

大多数的勃起功能障碍起因都是血管问题，危险因素包括缺血性心脏病、糖尿病、高血压病、高胆固醇血症（尤其是低密度脂蛋白的升高）、肥胖、久坐不动的生活习惯和吸烟等。这些因素会导致血管的改变，在早期阶段只影响内皮细胞（覆盖在动脉和静脉内部的细胞层）。事实上，内皮细胞也有分泌某些化学物质的功能，这些化学物质可以促进血液循环，保护血管壁不受动脉粥样硬化的影响。每个内皮细胞的损伤都会先引起动脉应对生理性刺激时扩张能力的下降，随着时间的推移，动脉血管壁的结构会改变，同时动脉粥样硬化斑块也会形成。动脉粥样硬化是一种全身性疾病，可以攻击我们人体的动脉，并且根据受影响的器官不同而引起不同的症状。心绞痛和心肌梗死是冠心病、颈动脉损伤、颈动脉缺血性中风、间歇性跛行下动脉损伤的表现；而如果阴茎的血流因此而受到影响，就可能发生勃起障碍。

勃起功能障碍可能是动脉粥样硬化疾病的一种隐匿的症状。由于阴茎动脉的范围有限，勃起功能障碍可能是循环障碍的第一个征兆，可能发生在心脏或脑血管疾病的几个月或几年之前，在某些情况下，也可能是心肌梗死或卒中的一个预兆。

三、心脏病患者的性行为

性行为包括很多的心血管效应，因为通过身体释放的肾上腺素之类的心脏和血管活性激素，增大了心脏的负荷，不仅包括动作本身的生理参与，更是情绪上的参与。和其他运动锻炼一样，性行为会导致心脏收缩输出量、心率、血压和耗氧量的增加，而心脏病患者的身体却难以应对这些生理变化。

性行为本身与其他同等能量消耗的运动相比，并不是心血管事件的危险因素，这对于患者在放松和建立自尊方面是非常有好处的，因此可以鼓励他们进行。一般来说，所有患者可以进行适度的体育锻炼，也可以进行性生活。在发生心肌梗死后，患者必须经过3～4周的恢复期。可以适当进行仪器检查，如功率单车检测、动态心电图和超声心动图，评估患者心功能，为他们提供帮助。而对于患有勃起功能障碍的心脏病患者，在采取具体治疗前，医生的干预是必不可少的，勃起功能障碍可以通过药物治疗部分或完全解决问题。

使用磷酸二酯酶–5抑制剂的一个重要的禁忌证是长期使用硝酸甘油口服药或贴剂的冠心病患者。同时服用这2类药物会有严重低血压的风险，因此需要绝对避免。同样，也需要避免在服用以下药物进行的性行为之后服用硝酸甘油，特别

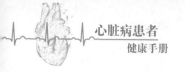

是在服用西地那非、伐地那非后24小时内，服用他达拉非48小时内不能使用硝酸盐类药物。我们应该谨记经皮硝酸盐（贴剂）在应用于皮肤期间是持续有效的。

四、中医的性

（一）中医关于性生活的认识

《孟子·告子》曰："食、色，性也。"《礼记·礼运》说："饮食男女，人之大欲存悉。"但房事要合时有度。所谓合时，指房事要顺应季节阳气生发的时令特点，合乎自然和人体阴阳之气的运动规律。所谓有度，指房事应有节制，不可纵欲无度。

正常的性生活可以协调机体生理功能，促进性激素的正常分泌，也为健康心理所需。但是房事不可无度，否则必然会损害健康。陶弘景曾言："房中之事，能杀人，能生人。譬如水火，知用之者，可以养生；不能用之者，立可致死。"

（二）四季与性生活

《养性延命录》中说："春，三日一施精；夏及秋，一月再施精；冬常闭精勿施。"可见，春季房事活动可较夏、秋、冬三季为多。

春季阳气生发，万物复苏，生机勃勃。人的情欲也随春季的到来而焕发，当此之时，房事调摄十分重要。《养性延命录》中说："春，三日一施精。"

夏季气候炎热，阳气亢盛，人体的阴阳也与之相应。夏季暑气当令，暑邪常迫津外出，使人汗出淋漓，津液耗伤，而人体正气也随之外泄，故夏季人体津气极易受损。若房事调摄不慎，使人体阳气阴精劫伤更严重。《养生论》曾载："人生命门属肾，夏月，精化为水，肾方衰绝，故不宜房色过度，以伤元气。"因此，夏季房事切勿过度，以防元气受损。《养性延命录》中说："夏及秋，一月再施精。"《广嗣纪要》也有"夫妇交合之时，所当避忌者……夏至阴生，真水尚微，此一年之虚也………今人夭寿"等有关夏季房事调摄的禁忌。

秋季气候转凉，性生活应该顺应秋季阴精内蓄，阴气内收的养生需要。古人有"中年异被，老年异床"之说法。孙思邈说："秋冬阳事，独卧是守真。"说明秋冬分床而卧，节制性生活，有利于保养人的精气，与秋冬收敛、潜藏的特性相适应。《养性延命录》中说："夏及秋，一月再施精。"

冬季房事调摄，重在保持肾精的闭藏，这对冬季养生保健，促进健康长寿，具有十分重要的意义。《寿世保元》也说："精乃肾之主，冬季养生，应节制房事，不能恣其情欲，伤其肾精。"唐代名医孙思邈则认为"当今少百岁之人"的原因，就是"不知节欲养精"。精气虚衰，可直接导致人体的衰老。故冬三月"养藏之道"的重要内容就是保养肾精，做到房事有节制，以保持体内精气充足，维持五脏六腑的正常生理功能。

（三）注意事项

在病情不稳定或病后康复期应慎房事。病中若强行交媾受孕，不仅会损害双方的身体，还会导致婴儿先天不足，智力障碍或易患某些先天性疾病或遗传性疾病。

误区

♥ 以为勃起障碍只是出于心理因素，而不是一种疾病的症状

♥ 不认为勃起障碍是一种心理不适，尤其是心脏病发作后（抑郁和焦虑），认为完全是身体的原因

♥ 因为害怕尴尬而不与医生讨论这个问题

♥ 认为性行为对你的心理健康来说是次要的

♥ 没有听取医生意见就主动服用能改善勃起的药物

♥ 使用磷酸二酯酶-5抑制剂帮助性行为的情况下，在性行为前或后服用硝酸甘油类药物

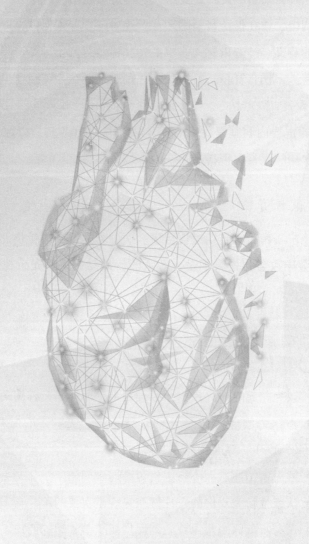

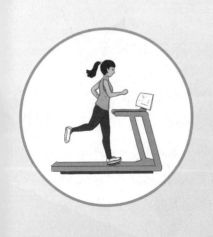

第七章

心

理

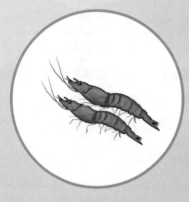

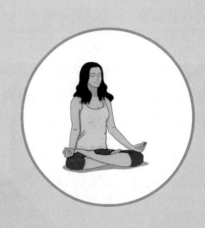

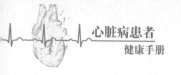
一、心血管疾病患者为何要进行"双心医学"的管理

急性心肌梗死（AMI）后住院的患者中，多达2/3患有轻度抑郁症，大约15%的心血管疾病患者通常患有重度抑郁症。另外，焦虑在心血管疾病中很常见，并且很大比例的抑郁心血管疾病患者患有共病焦虑症。焦虑与冠心病患者死亡率增加独立相关，特别是在合并抑郁症的情况下。焦虑和抑郁具有一些相似的病理生理学特征，有研究表明急性心脏事件后早期出现的焦虑预示着随后会出现抑郁症。"双心医学"管理的目标是关注患者生理、心理+社会环境+行为两大方面，前者主要减少心脏负性事件的发生；后者确保患者有良好的心理状态、对疾病及治疗有正确的认知，建立健康的行为方式，从而拥有好的生活质量。

二、为什么心血管疾病患者容易出现精神心理疾病

心血管疾病与精神心理问题往往相互作用，狼狈为奸。慢性压力或精神心理（如抑郁、焦虑）共病的人往往表现出更多的"坏行为"及对"好行为"的低依从性。而原有的不良习惯、对疾病的担心、对预后的恐惧、缺乏对长期治疗的耐心、社会家庭角色的缺失、经济负担等都可能成为心血管疾病患者出现精神心理问题的导火线。以冠心病为例，心绞痛发作时，剧烈的疼痛及濒死感会导致应激状态的产生，不了解疾病的威胁和预后的患者随之会产生焦虑情绪，而焦虑和抑郁往往又会让患者产生或更依赖吸烟、饮酒等不良习惯。出于对心绞痛发作的担心，患者常常不敢运动，或本身懒于运动、久坐等不良习惯，也会让患者处于低落的状态。基于慢性病的长期预防，冠心病的治疗方案往往包含多种药物联合治疗，烦琐的治疗方案也是患者焦虑烦躁的源泉。而当患者意识到重病在身导致无法胜任工作时，也会对前途、家庭、经济等问题产生焦虑和抑郁情绪。

三、心血管疾病患者如何识别不良的心理情绪问题

正如身体会生病一样，心理也会生病。心理情绪问题反映在日常生活中常表现为：入睡困难、易惊醒、早醒等睡眠问题；时常感到心烦或心慌、胸闷或胃口改变；变得情绪容易激动、坐立不安；或记忆力减退、难以集中精力；或情绪低落、对凡事都不感兴趣，觉得自己无用、感到生活和疾病无望，甚至有轻生的念头等。如果有以上的症状超过2周，或症状严重干扰到日常生活，或有轻生念头，那么你可能处于焦虑或抑郁的状态，请务必及时到医院寻求专业医生的帮助，避免延误就诊时机。

四、医生说我心脏没病，但我确实胸痛，我是"精神病"吗

不，你不是"精神病"，但确实跟"精神"有关系。日常生活工作中产生的心理应激会导致心肌缺血的出现（图7.1），你可能存在"精神压力诱发心肌缺血（MSIMI）"。

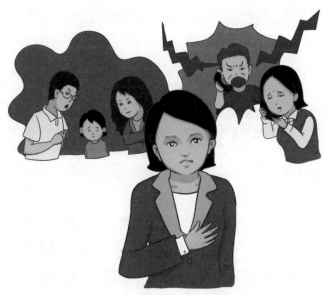

图7.1　精神压力诱发心肌缺血

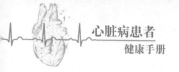
既往对患者心理状态的评估往往通过心理量表评价，根据患者心理感受进行诊断。然而，同样的情绪对不同个体可能存在不同的影响。如何客观评价精神压力对心肌的损伤，这就是"精神压力诱发心肌缺血"测试。目前进行的精神压力测试流程如下：将患者请入医技科室，由临床医生陪同，临床医生给予患者一定程度的精神压力（比如心算测试、伴随愤怒/痛苦回忆的公众演讲、干扰性色卡测试等），与此同时进行心脏彩超/核素–心肌扫描/心肌PET–CT扫描等评价患者心肌灌注、心肌血流和心脏功能的变化，进而评估给予的精神压力是否可以导致心肌缺血的发生。

近年来，国内外已有较多研究发现冠心病及心脏血管无明显狭窄的胸痛患者在精神压力刺激下会出现心肌缺血，并且这种现象往往提示预后不佳，与再发心肌梗死、因心绞痛或血运重建而入院等复发性心血管疾病事件的风险增加和更高的死亡率相关，且独立于其他危险因素。

我们推荐以下人群有条件时可进行精神压力测试：围绝经期胸部不适女性、支架置入后仍有胸闷不适者、反复冠脉造影或冠脉造影检查正常但仍有胸闷痛不适者。

五、心血管疾病患者合并精神心理问题的治疗

心血管科就诊患者的精神心理问题临床处理跨度大，从普通人的患病反应，到患病行为异常及适应障碍，从慢性神经症患者的特殊应对方式，到药物副作用造成的精神症状及心血管疾病严重时出现的脑病表现，很难用一个模式应对所有情况。目前"双心"治疗方法主要有3类：

（一）心理治疗/减压管理

认知行为疗法（CBT）是一组通过改变思维信念或行为的方法来改变不良认知，达到消除不良情绪或行为的短暂心理治疗方法。认知因素在患者的心理反应中起关键性作用，包括患者对病因和疾病结果的理解，对治疗的预期作用的理解等。患者在获得诊断和治疗决策阶段，以及后续治疗和康复阶段，可能经历多种

心理变化。

　　由于广大患者对治疗焦虑/抑郁药物的副作用和依赖性普遍存在疑虑，服药依从性很差，一旦在用药初期出现不适，停药率极高，因此患者及时并定期随诊极为重要。随访有利于定期了解患者病情变化和指导患者进一步治疗，提高治疗依从性。

　　减压疗法：腹式呼吸（图7.2）、肌肉放松、冥想（图7.3）和生物反馈作为行为心脏病学方法，对心律失常、心力衰竭和心脏移植患者的生理、心理问题干预卓有成效。

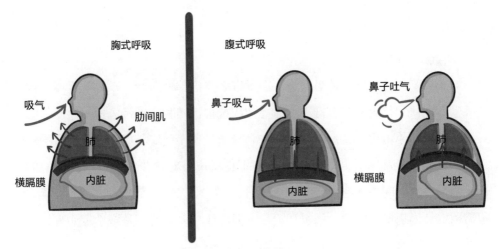

图7.2　胸式呼吸与腹式呼吸

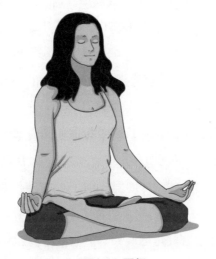

图7.3　冥想

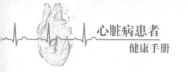
（二）运动治疗

运动对冠心病的益处已成为医学界的共识，通过运动疗法逐步帮助患者恢复正常运动能力，不仅可以改善情绪状态，同时可改善心血管预后。运动治疗前，须对患者综合评估，包括确认患者有无器质性病变及其程度；了解患者焦虑抑郁情况及程度，既往治疗情况，有无复发史等；了解心肺功能及运动能力。结合患者的兴趣需要及健康状态来制订运动处方，遵循个体化的运动处方进行运动治疗。

（三）药物治疗

对于有躯体化症状、惊恐发作、中度以上焦虑抑郁患者，双心医生或精神专科医生会在认知行为治疗基础上，考虑使用抗抑郁药物。剂量应逐步递增，采用最低有效量，使出现不良反应的可能降到最低。使用前应与患者有效沟通治疗的方法、药物的性质和作用、可能出现的不良反应及对策，增加患者治疗的依从性。治疗持续时间一般在3个月以上，症状完全缓解后的1个月考虑减药。具体疗程需根据具体病情决定后续康复和治疗。但应注意，患者不是医学专业人员，不要试图自行服药治疗，以免延误甚至加重病情。

（1）选择性5-羟色胺（5-HT）再摄取抑制剂（SSRIs）：SSRIs是当今治疗焦虑、抑郁的一线用药，一般2周以上起效，常见药物包括氟西汀、帕罗西汀、舍曲林、西酞普兰、艾司西酞普兰等。研究认为该类药物用于心血管疾病患者相对安全。建议心血管疾病患者从最低剂量的半量开始，老年体弱者从1/4最低剂量开始，每5～7天缓慢加量至最低有效剂量。

（2）苯二氮䓬类药物（BDZ）：用于焦虑症和失眠的治疗，特点是抗焦虑作用起效快。大致可分为长半衰期和短半衰期2类。常用的长半衰期药物有地西泮、艾司唑仑、氯硝西泮等；常用的短半衰期药物有劳拉西泮、阿普唑仑、咪达唑仑、奥沙西泮等。长半衰期的药物更适合用于伴有失眠的情况，由于老年患者代谢慢，第2天上午往往也有抗焦虑效果。但应注意其肌松作用，老年人要防止跌倒、体位性低血压，重症患者注意呼吸抑制。由于有一定成瘾性，现在临床一般作为抗焦虑初期的辅助用药，较少单独用。

唑吡坦和佐匹克隆是在BDZ基础上开发的新型助眠药物，肌松作用和成瘾性相对较轻，特点是对入睡困难者效果好，晨起没有宿醉反应，但相应缺乏改善中段失眠的作用，也不能改善早醒，没有抗焦虑作用。部分老年患者用唑吡坦后，可能出现入睡前幻觉（视幻觉为主）。

六、中医的精神心理

（一）中医学对精神心理的认识

中医学强调形体与精神的统一，即"形神合一"。所谓形，是指人的身体，包括脏腑、组织、器官、气血精津液等，是物质基础；所谓神则是指人的精神意识、思维及生命活动的外在表现，是功能作用。人的精神、情志变化是人体生理活动的重要组成部分。在正常情况下，"神"是机体对外界各种刺激因素的"应答性反应"。《灵枢·本神》强调，"任物者谓之心"，它不仅体现了生命过程中正常的心理活动，而且可以增强体质、抵抗疾病、延年益寿，但如果情志波动超越了生理的调节范畴，则会伤及五脏，影响人体的气血阴阳，导致疾病的发生。所以《素问·上古天真论》强调，"故能形与神俱，而尽终其天年，度百岁乃去"，并提出了外辟邪气以养形、内养真气以养神的形神合养方法。

（二）"神机"是疗效关键

中医将心理治疗放到了很高的位置。如《素问·宝命全形论》强调，"一曰治神"，在中医治疗疾病中治神重于治形，强调"神机"对疗效的作用。《素问·五常政大论》强调，"根于中者，命曰神机"，汤液、醪醴、毒药、针石、艾灸等只是医疗的手段、工具和方法，是否产生作用，关键是患者机体"神"的作用状态，即神机。因此，《灵枢·本神》强调，"凡刺之法，先必本于神"，针刺的取效与否，取决于神机的盛衰，当人处于"神机不使"的状态，无论是针还是药均难以奏效。从标本而言，神机为本，医生的治疗措施为标，只有标本相

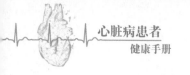
得，治疗才有功效，反之则治之无功。郭康伯遇神人，授一保身卫生之术，云："但有四句偈，须是在处受持。"偈云："自身有病自心知，身病还将心自医。心境静时身亦静，心生还是病生时。"郭信用其言，知自护爱，康强倍常。

（三）心主神明

心主血脉是主神志的物质基础。心主血脉是指心脏具有推动血液在脉中运行，输注全身，发挥着营养和滋润作用，如《素问·痿论》记载："心主身之血脉。"心具有主宰人的整个生命活动和意识、思维、情志等精神活动的功能。《素问·六节藏象论》记载："心者，生之本，神之变也。"心就好像最高位的"君主"，具有主导和统帅全身各脏腑功能活动，并且使他们协调的作用，主导人的精神心理活动。《素问·灵兰秘典论》曰："心者，君主之官也，神明出焉。主明则下安，主不明则十二官危。"心神不安就会使五脏六腑皆受影响，悲伤、哀怨、愁苦、忧伤的情绪又会牵动心神，过于忧思会造成心系拘急，心系拘急会使气道受到约束，受到约束就会使气行不畅。《灵枢·口问》曰："心者，五脏六腑之主也……故悲哀愁忧则心动，心动则五脏六腑皆摇……忧思则心系急，心系急则气道约。"所以养生保健应调和情志，忌七情过激。

（四）中医心理治疗

一般采用治神以安脏或治脏以调神的方法来进行整体调整，达到心身和谐。心脏疾病多为慢性疾病，患者在长年累月的病痛与治疗的过程中，容易产生悲伤、恐惧、抑郁、焦虑等负面情绪，容易导致病情加重。所以此时要"形神兼养"，使"形与神俱，而尽终其天年"，保持平静的心境，"恬淡虚无"，保持心情舒畅，促进情志康复，达到心理与心脏"双心"上的康复。

1. 说理开导法

说理开导法是针对患者的病情及其心理状态采用语言交谈方式进行疏导，以期纠正其不良情绪的一种心理疗法。对病人进行说服和开导，告知疾病的原因与机制，解除患者的思想顾虑，提高其战胜疾病的信心，使之主动地配合治疗，从而促进健康的恢复。"治神以安脏"即通过心理治疗，唤起患者的积极情绪，解除消极情绪，达到调畅气机，协调脏腑气血运行，促进疾病痊愈的目的。

2. 转移注意力

移精变气即运用心理疗法调节精神情绪，改变其气血紊乱的病理状态，从而达到治疗的目的。轻度精神心理异常的双心患者，只要转移病人的注意力，就可以改变病人气血紊乱的病理状态。如《素问·移精变气论》曰："余闻古之治病，惟其移精变气，可祝由而已。" 移精变气的方法有：

智者寿，活到老学到老。读书可以充实内心世界，可以延缓衰老，推荐读中国文化或中医养生方面的书籍，明确把学习作为养老的重要内容。

笔墨挥洒，陶冶性情。自古以来有"书画延年"的说法。写字作画是人生中最快乐的事情，擅长书画的人群，不妨偶尔为之。

观弈听琴，恬愉为务。古人讲，善弈棋者长寿。下棋可以消遣，但下棋不如观棋，弹琴不如听琴。

力所能及，心旷神怡。适当劳动可以增进机体健康，对于家里力所能及的小事，最好亲自做，适度的劳动可以防止筋骨血脉的凝滞，这就是流水不腐的道理。

花鸟鱼虫，自寻乐趣。种花养鱼是很好的养性措施，民间有"常在花间走，活到九十九"的养生保健谚语。

另外可以参加社会实践活动或户外活动，如参加户外摄影，徒步行走，跳广场舞、旅游等。短时间改变环境，放松身心，开阔心境有助于疾病的康复。

3. 药物治疗

采用理气开郁、调畅气机等药物治疗，虚实夹杂者则视虚实的偏重而虚实兼顾，可给予个体化的方剂治疗。

（1）忧思伤神：精神恍惚，精力不足，精神时好时坏，性格怪异，心神不宁，悲伤欲哭，时时欠伸，舌质淡，苔薄白，脉弦细。

治法：养心安神。

方药：志意方合甘麦大枣汤。菟丝子、党参、白术、五味子、泽泻、升麻、甘草、大枣、小麦。

（2）心脾两虚：多思善虑，心悸胆怯，少寐健忘，面色不华，头晕神倦，

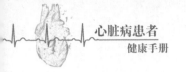
食欲不振，舌质淡，脉细弱。

治法：健脾养心，益气安神。

方药：归脾汤。党参、白术、茯苓、炙甘草、当归、黄芪、酸枣仁、远志、龙眼肉、木香。

（3）阴虚火旺：心悸易惊，心中懊恼，烦躁不得眠，欲食不能食，腹满，欲卧不能卧，五心烦热，舌红苔少，脉细数。

治法：养阴清热解郁。

方药：百合地黄汤合栀子厚朴汤。百合、生地黄、栀子、厚朴。

（4）痰火扰心：胆怯易惊，胸闷心悸，心烦不眠，夜多异梦，或呕恶呃逆，眩晕，苔黄腻，脉弦滑。

治法：清心化痰安神。

方药：温胆汤。半夏、竹茹、枳实、陈皮、炙甘草、茯苓、乌梅、生姜、煅龙骨、煅牡蛎。

（5）肝郁气滞：精神抑郁，情绪不宁，善太息，胸胁胀痛，游走不定，脘闷嗳气，舌淡红，苔白，脉弦。

治法：疏肝理气解郁。

方药：四逆散。柴胡、枳壳、赤芍、炙甘草。

（6）气滞痰郁：咽中不适，如有物梗阻，咯之不出，咽之不下，胸中窒闷，苔白腻，脉弦滑。

治法：化痰利咽解郁。

方药：半夏厚朴汤。半夏、厚朴、紫苏叶、茯苓、生姜。

第八章

常用的心脏病药物

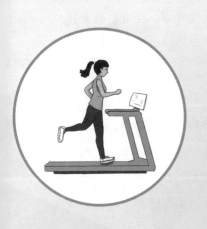

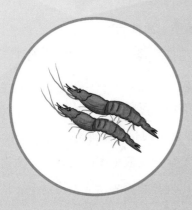

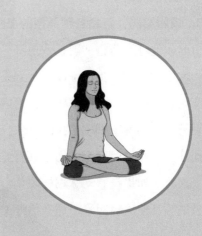

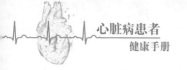

一、西药处方

1. 血管紧张素转化酶抑制剂（ACEI）

卡托普利、西拉普利、依那普利、福辛普利、赖诺普利、莫昔普利、培哚普利、喹那普利、雷米普利、群多普利等，这是一类可有效降低机体内在血管升压素浓度（血管紧张素Ⅱ）的药物。它们被证明可使血管床扩张，在降低血压方面非常有效。因此，ACEI是当下最常用的降血压药物之一，且副作用较小。但需要留意血钾增加的可能性，并可能诱发干咳和短促咳，停止用药症状可消失。

在缺血性心脏病和急性或慢性心力衰竭方面，也强烈推荐使用该类药物，它们可以有效减少心绞痛、心脏病的发作概率及总体死亡率。此外，对于糖尿病患者，这类药物能够降低肾功能衰竭及其他相关并发症的发生率。因此，在上述情况下推荐使用ACEI，可单独或与其他药物联合使用，并能终身服用，但应始终遵循医嘱。

2. 血管紧张素Ⅱ受体阻滞剂（ARB）

坎地沙坦、依普沙坦、厄贝沙坦、氯沙坦、替米沙坦、缬沙坦等。作为血管紧张素转化酶抑制剂相似药物，它们通过选择性阻断血管紧张素Ⅱ受体，对抗其收缩血管、升高血压等作用使动脉血管扩张。因此，沙坦类在治疗高血压和心力衰竭时，可单独或与其他药物联合使用，能替换ACEI，从而显著降低其干咳和短促咳的副反应发生率。

3. 调脂类药，包括各种类型的血脂（脂质）活性药物

目前，他汀类药物如阿托伐他汀、氟伐他汀、普伐他汀、瑞舒伐他汀、辛伐他汀，常用于降低脂蛋白浓度，特别是低密度脂蛋白。值得注意的是，该类药物除了作用于血脂，还可以作用于血管内皮，有益于降低缺血性心脏病（心绞痛和心肌梗死）复发率，即使经过数年之后，观察到的死亡率亦有显著的降低。因此，他汀类药物目前广泛应用于具有亚临床心血管疾病证据的动脉粥样硬化患者的二级预防。如果没有动脉粥样硬化，但仍出现高胆固醇血症，特别是合并糖尿病或吸烟等其他危险因素，那么他汀类药物也同样适用。另外，为了保证降脂治

疗的有效性和长期维持低密度脂蛋白值趋于特别低的状态，需要定期对血脂进行监测。

他汀类药可能出现的副作用：有罕见病例会出现横纹肌溶解症（由肢体肌肉疼痛所产生的对肌肉系统的可逆性损伤）及轻微的肝毒性。如果出现了这种副作用，请咨询主管医生，确定具体的应对策略。为了排除是长期的还是可逆的药物不良反应，在停药几个星期后，进行抽血检测相关指标即可。应该记住，葡萄柚汁会强化他汀类药物的不良作用，因此要在治疗过程中避免食用。

有一种名为依折麦布的新药，可以减少肠道脂肪吸收和降低高脂血症，该药也可与他汀类联合服用，以减少高剂量他汀类药物产生不良反应的可能性。其他一些不太常用的有贝特类药物（如苯扎贝特、环丙贝特、非诺贝特、吉非贝齐）和尼克酸类（阿昔莫司、烟酸）。

4. 抗血小板药

阿司匹林、氯吡格雷、替格瑞洛、双嘧达莫、吲哚布芬等，这类药物能够减少血小板的聚集。血小板是存在于血液中的一种细胞成分，血管损伤时，血小板会聚集（聚集体）限制出血，血小板的聚集是形成血栓的第一阶段。由于血栓是心肌梗死的基础，限制血小板聚集可显著降低心脏病发作概率。

出于以上原因，除了有明确禁忌，或手术等情况外，对有动脉缺血疾病证据的患者都应当使用血小板抑制剂。该类药最常见的副作用是胃炎和出血。

5. β受体阻滞剂

阿替洛尔、比索洛尔、卡维地洛、美托洛尔、普萘洛尔等。这类药物能够诱导心脏、动脉、支气管、胰腺和肝脏等的神经末梢β受体阻滞，这意味着它们具有竞争性拮抗肾上腺素的作用。肾上腺素常出现在应激状态，可导致心率和血压升高。

在心血管疾病中该类药是最常用的药物之一。在心肌梗死后，β受体阻滞剂不论对缓解症状还是改善预后都是非常有利的。但是，该类药禁忌证也较多，包括支气管哮喘，狭窄动脉血流限制加剧，心脏传导阻滞或心率过低等，使用过程中需要密切的医疗检查和监测。

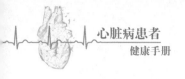
6. 硝酸盐

硝酸甘油、单硝酸异山梨酯等，是可以扩张动脉和静脉区域血管的抗心绞痛药物。虽然其作用于冠状动脉，但它们主要的治疗效果是减少静脉血回流到心脏，从而减少心脏容量负荷。在硝酸盐的作用下，由于小动脉扩张导致的心室收缩量较小，主动脉压力较低，减轻心脏压力负荷，从而优化了血氧供需关系。

硝酸盐的准确适应证是心绞痛、急性心肌梗死和肺水肿。例如，在心绞痛的情况下，舌下含服硝酸甘油可以在几秒钟内消除疼痛和呼吸急促的状况，其效果可持续20～30分钟。缓释口服制剂或皮肤贴剂可用于在血管舒缩障碍的基础上的稳定和静息型心绞痛。

在副作用方面，可能会有经常出现头痛（服药几天后会消失）、潮热、心动过速和低血压的情况。硝酸盐也不能与5型磷酸二酯酶抑制剂（一类治疗勃起功能障碍的有效药物，如西地那非等）联合使用，以防出现血压过低。

如果您不经常而只是出于预防目的服用硝酸盐，那么建议您定期更新购买，因为其保质期限较短。

7. 口服抗凝血剂

华法林、达比加群酯、利伐沙班等，通过对维生素K的拮抗作用使血液凝固。主要适应证有：深静脉血栓，肺栓塞，心房颤动，机械心脏瓣膜植入术后等患者。由于过量用药可能会增加自发性或外伤性出血的风险，抗凝药物治疗应始终在医生的密切监督下进行。

在抗凝治疗期间，华法林通过定期检查INR（国际标准化比值）密切控制血液可溶性参数。在肺栓塞预防、房颤心脏电复律前、扩张型心肌病中，心室腔内可能存在血栓，INR应保持在2～3；而对于静脉血栓，复发性肺栓塞，机械瓣膜植入术后，INR应保持在1.8～2.5。需注意的是，富含维生素K的食物（卷心菜、花椰菜、菠菜等）会对抗凝剂产生对抗作用降低疗效。多种药物对抗凝剂有干扰作用，大多数是加强的作用，如抗风湿类药、止痛剂、抗生素等，因此可能存在出血风险。在治疗方案有改变时，应咨询医生，并增加INR监测的频率。

8. 钙拮抗剂

氨氯地平、地尔硫卓、非洛地平、拉西地平、乐卡地平、尼卡地平、硝苯地平、尼莫地平、维拉帕米等，可阻断心肌和血管细胞膜上的钙离子通道，抑制钙离子内流。因此，可以降低心肌收缩力、心脏收缩的强度，抑制心脏内电信号的形成和传导，松弛心肌和血管平滑肌，起到降压作用。

如医生有确切的要求，钙通道阻滞剂可运用在高血压病、心绞痛和一些心律失常的治疗中。钙通道阻滞剂的不良反应轻微并罕见，包括诱发便秘、下肢水肿、加重已有的胃食管反流。

9. 利尿剂

利尿剂是广泛使用的一类复合型药物，噻嗪类利尿剂如氯噻酮、氢氯噻嗪、吲达帕胺等，袢利尿剂如呋塞米、布美他尼、托拉塞米，保钾利尿剂如螺内酯、氨苯蝶啶。一般来说，利尿剂具有作用于肾脏浓缩或稀释尿液的功能（与药物剂量相关），因此能增加每日尿量（以"升"作为单位，记录24小时内的排尿量）。

许多心脏疾病患者可出现肾功能衰竭，表现为尿量减少。在医疗监督下使用利尿剂，能够对急/慢性心力衰竭患者体液潴留进行重新平衡。在长时间使用利尿剂的情况下，一定要定期监控血电解质的浓度，因为它们会在利尿药物作用下随尿液排出。

10. 纤维蛋白溶解酶（溶栓剂）

阿替普酶或rt-PA、瑞替普酶、链激酶、尿激酶、替奈普酶或TNK-tPA。仅限在医院使用且积极推荐，因为这类药物能够促进血栓溶解，在一些医疗急症情况下，最好短时间内就应用。这类药物的适应证较为严格，当血栓阻塞动脉血管，尤其是血流阻滞导致的细胞死亡过程尚未完全进展时，是应用该类药的指征。例如，在急性心肌梗死中，如果在发病后的最初6～12小时内给药，通过减少心肌坏死的面积，可为患者提供最佳的治疗时机，从而使短期和远期死亡率显著降低。

纤维蛋白溶解会促进出血，其中颅内出血的后果比较严重，这就是纤维蛋白溶解药物具有不同的禁忌证，需要限制使用的原因。

11. 洋地黄苷类

地高辛。可轻度增加心肌收缩力（正性肌力作用），并在心房室水平和窦性

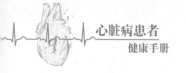
心率上减少电信号传导（负性变时效应）。洋地黄苷类有助于控制室上性心律失常，尤其是房颤；另一个可能的适应证为心力衰竭。这种药物具有半衰期较长（一般为4～7天）的特点，需要重视定期监测血药浓度（地高辛），特别是与利尿剂联合使用时，避免洋地黄类药物中毒。

二、中药处方

1. 标实证治

（1）心血瘀阻：静息和（或）活动时出现胸痛如绞，疼痛剧烈，固定不移，入夜尤甚，舌质紫暗或有瘀斑或舌下脉络迂曲紫暗，脉象沉涩。

治法：活血化瘀，通络止痛。

方药：丹参饮或血府逐瘀汤。

丹参饮：丹参、檀香、砂仁。

血府逐瘀汤：生地黄、当归、川芎、赤芍、柴胡、枳实、炙甘草、桔梗、牛膝、桃仁、红花。

重者合五虫饮：全蝎、蜈蚣、水蛭、地龙、僵蚕。

用法：水煎服，每日1剂，分2～3次服用。

（2）痰浊壅塞：静息和（或）活动时出现胸闷如窒，肢体沉重，或形体肥胖，舌苔浊腻，脉滑。

治法：通阳泄浊，豁痰开结。

方药：瓜蒌薤白半夏汤。瓜蒌（便秘者用瓜蒌仁）、薤白、半夏。

用法：水煎服，每日1剂，分2～3次服用。

（3）痰热壅塞：静息和（或）活动时胸闷如窒，或灼热感，肢体沉重，或形体肥胖，舌红苔黄厚腻，脉滑数。

治法：清热化痰，宽胸开结。

方药：小陷胸汤加丹参。瓜蒌（便秘者用瓜蒌仁）、黄连、半夏、丹参。

便秘加酒大黄。

用法：水煎服，每日1剂，分2～3次服用。

（4）阴寒凝滞轻证：静息和（或）活动时出现胸痛彻背，感寒痛甚，面色苍白，四肢厥冷，舌苔白，脉沉细。

治法：辛温通阳，开痹散寒。

方药：当归四逆汤。当归、桂枝、赤芍、细辛、炙甘草、通草、大枣。

用法：水煎服，每日1剂，分2～3次服用。

（5）阴寒凝滞重证：静息和（或）活动时出现胸痛彻背，背痛彻心，痛无休止，身寒肢冷，喘息不得卧，脉沉紧。

治法：芳香温通，通阳止痛。

方药：乌头赤石脂丸。蜀椒、干姜、附子（制）、乌头（制）、赤石脂。

用法：水煎服，每日1剂，分2～3次服用。

（6）气滞心胸：情绪波动诱发，心胸满闷，善太息，嗳气或矢气转舒，苔薄白，脉弦。

治法：理气解郁，宽胸。

方药：枳实薤白桂枝汤。枳实、薤白、桂枝、厚朴、瓜蒌（便秘者用瓜蒌仁）。

用法：水煎服，每日1剂，分2～3次服用。

（7）痰热扰心（双心）：胆怯易惊，胸闷心悸，心烦不眠，夜多异梦；或呕恶呃逆，眩晕，苔黄腻，脉弦滑。

治法：清心化痰。

方药：温胆汤。半夏、竹茹、枳实、陈皮、炙甘草、茯苓、乌梅、生姜、煅龙骨、煅牡蛎。

用法：水煎服，每日1剂，分2～3次服用。

2. 本虚证治（以劳力时发作为主）

（1）脾气虚：静息和（或）活动时出现胸闷或胸痛，平素气短，乏力，腹满纳差，便溏，舌质淡，苔薄白，脉弱。

治法：健脾益气。

方药：保元汤。党参、黄芪、炙甘草、桂枝。

用法：水煎服，每日1剂，分2～3次服用。

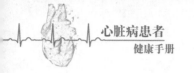
（2）脾虚湿盛：静息和（或）活动时出现胸闷或胸痛，形体偏胖，平素乏力，腹满，口不渴，便溏，舌质淡胖有齿痕，苔薄白腻，脉缓或滑。

治法：健脾化湿。

方药：六君子汤。党参、白术、清半夏、陈皮、茯苓、炙甘草。

用法：水煎服，每日1剂，分2～3次服用。

（3）脾胃虚弱：静息和（或）活动时出现胸闷或胸痛，心悸，虚烦，腹满，时腹自痛，喜温喜按，纳差，形体消瘦，腹部凹陷，舌质淡，苔薄白，脉缓。

治法：建中益气。

方药：黄芪建中汤。黄芪、桂枝、赤芍、炙甘草、生姜、大枣。

用法：水煎服，每日1剂，分2～3次服用。

（4）脾阳虚：静息和（或）活动时出现胸闷或胸痛，喜唾，便溏，口不渴，平素乏力，腹满纳差，喜温喜按，舌质淡有齿痕，苔薄白或滑，脉缓。

治法：温阳健脾。

方药：理中汤。党参、白术、干姜、炙甘草。

用法：水煎服，每日1剂，分2～3次服用。

（5）肾阳虚：静息和（或）活动时出现胸闷或胸痛，精神疲倦，畏寒肢冷，便溏，舌淡，边有齿痕，苔白，脉沉或迟。

治法：温肾回阳。

方药：四逆汤。附子（制）、干姜、炙甘草。

用法：水煎服，每日1剂，分2～3次服用。

（6）气阴两虚：静息和（或）活动时胸闷或胸痛，乏力，口干，失眠，心烦，舌红少苔，脉细弱。

治法：益气养阴。

方药：生脉饮。党参、麦冬、五味子。

用法：水煎服，每日1剂，分2～3次服用。

（7）阴血不足：静息和（或）活动时出现胸闷或胸痛，心动悸，虚赢少气，形瘦短气，虚烦不眠，自汗盗汗，咽干舌燥，或大便干结，舌质干而瘦小，或舌光少苔，脉结代。

治法：益气养血，滋阴复脉。

方药：炙甘草汤。炙甘草、生姜、桂枝、党参、生地黄、阿胶、麦冬、麻仁、大枣。

用法：水煎服，每日1剂，分2～3次服用。

（8）元气不固：静息和（或）活动时出现胸闷或胸痛，或怔忡，或气不足以息，或虚汗淋漓，舌淡苔薄白，脉涩弱。

治法：补肝固元。

方药：来复汤。党参、山萸肉、炙甘草、赤芍、桂枝、煅龙骨、煅牡蛎。

用法：水煎服，每日1剂，分2～3次服用。

（9）正虚阳脱：任何活动或休息时即可出现胸闷或胸痛，喘促不宁，心慌，面色苍白，大汗淋漓，烦躁不安或表情淡漠，重则神识昏迷，四肢厥冷，口开目合，手撒尿遗，舌淡苔白，脉疾数无力或脉微欲绝。

治法：回阳救逆，益气固脱。

方药：破格救心汤。附子（制）、干姜、山萸肉、煅龙骨、煅牡蛎、磁石、人参、炙甘草。

用法：水煎服，每日1剂，分2～3次服用。